Prof. Dr. Hans A. Bloss
Christiane Wolff
Christopher Bloss

Gesund mit Pilates

Knaur

Prof. Dr. Hans A. Bloss
Christiane Wolff
Christopher Bloss

Gesund mit Pilates

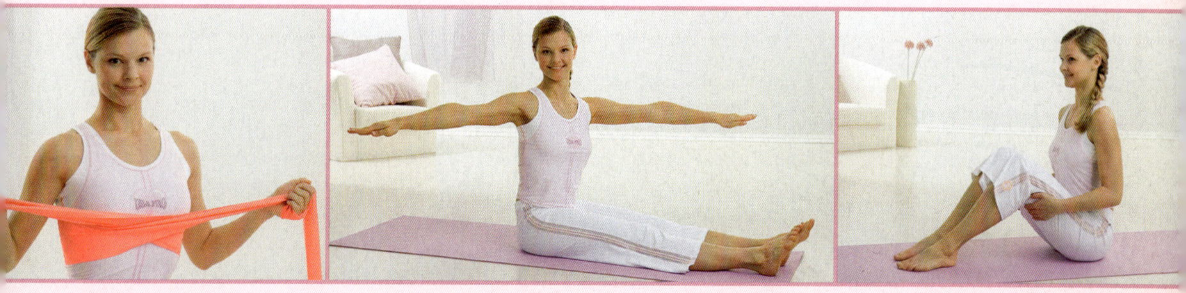

- Überlastungsschäden
- Gelenk- und Rückenbeschwerden
- Muskelkräftigung ▸ Körperbalance
- aufrechte Haltung

- 80 klassische Übungen zum Vorbeugen und Heilen

www.knaur-ratgeber.de

Vorwort

Liebe Leserin, lieber Leser,

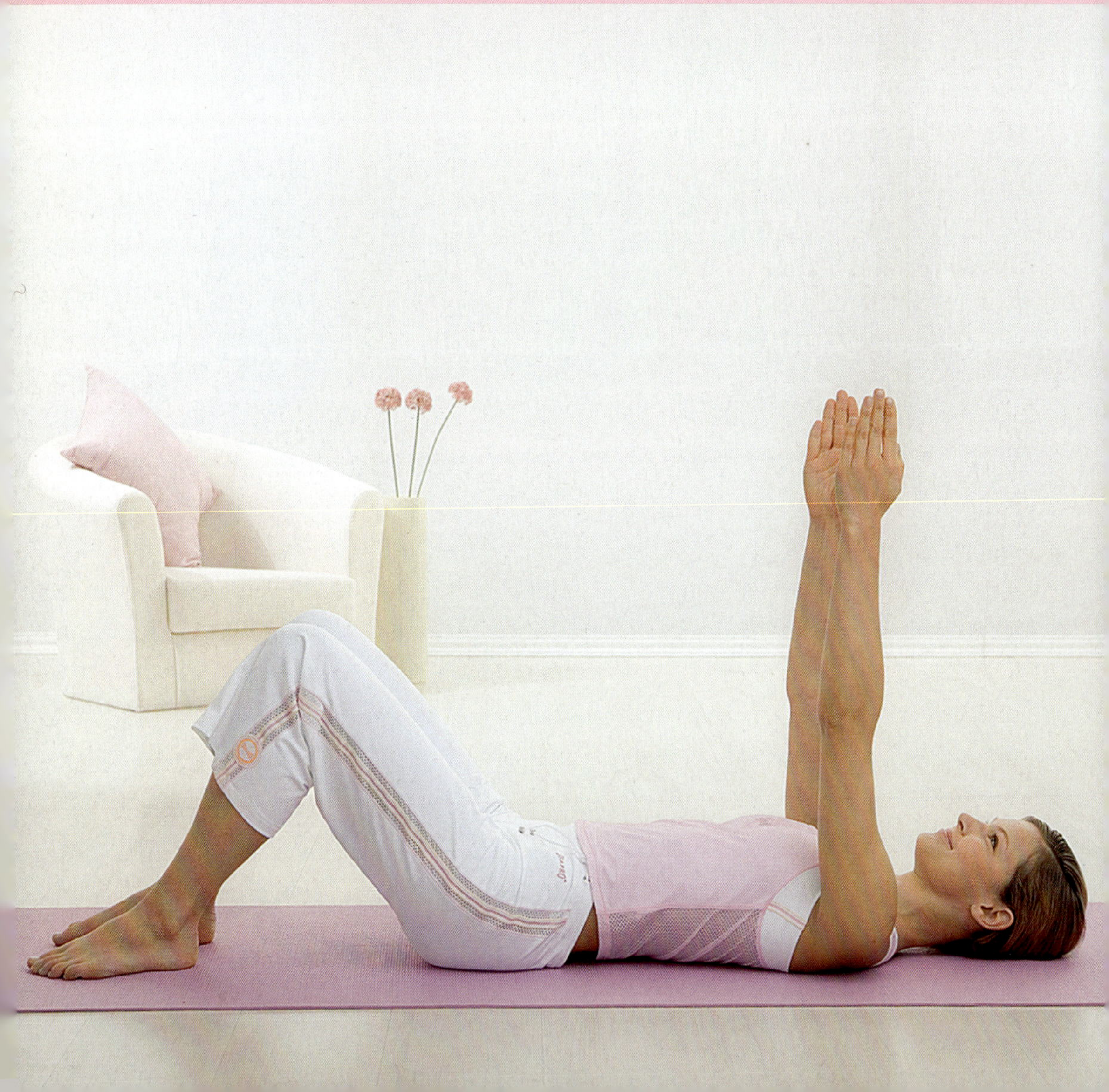

schon die alten Griechen haben erkannt: »Die Menschen erbitten sich Gesundheit und Glück von den Göttern. Dass sie aber selbst Einfluss darauf haben, wissen sie nicht.« Diese fast 2500 Jahre alte Weisheit des griechischen Philosophen Demokrit gilt immer noch, für die Bereiche Bewegung, Gesundheit, Fitness und Wohlergehen heute vielleicht mehr als damals. Einerseits haben wir durch die Fortschritte in Medizin und Wissenschaft immer mehr Möglichkeiten, unsere Gesundheit zu stärken und zu fördern, andererseits aber lassen wir diese durch den zunehmenden Bewegungsmangel mit der Technisierung und Computerisierung aller Lebensbereiche immer mehr verkümmern.

Zu Recht verweist Demokrit auf den Zusammenhang von Gesundheit und Glück. Denn Gesundheit ist nach der berühmten WHO-Definition »nicht nur die Abwesenheit von Krankheit, sondern ein Zustand vollkommenen körperlichen, geistigen, psychischen und sozialen Wohlbefindens«, also irdisches Glück. Das meinte auch der Philosoph Nietzsche, als er sagte: »Gesundheit ist nicht alles, aber alles ist nichts ohne sie.«

Allerdings reicht es für die Gesundheit nicht aus, nur positiv zu denken, nach dem Spruch »If you are happy, you are healthy«, der dem Dalai Lama zugeschrieben wird. Wäre es so, dann würde der Dalai Lama nicht jeden Tag auf seinem Fitnessgerät trainieren.

Man muss also für seine Gesundheit etwas tun. Das, was der große Ganzheitsmediziner Christoph Wilhelm Hufeland, Leibarzt von Goethe und Schiller, bereits vor über 200 Jahren beobachtete, nämlich »die Erfahrung lehrt, dass diejenigen Menschen am ältesten geworden sind, die sich anhaltend und stark bewegen«, können wir heute wissenschaftlich vielfach belegen. Wer regelmäßig, das heißt ein Leben lang, einen Gesundheits- oder Fitnesssport ausübt, lebt länger und wird von vielen Krankheiten (Herzinfarkt, Schlaganfall, Diabetes, Arthrose, Rückenbeschwerden, Osteoporose und vielen mehr) entweder verschont oder nicht zu früh heimgesucht. Immer die Treppe nehmen, spazieren gehen, Gartenarbeit und anderes ist zwar besser als nichts zu tun, aber solche Bewegungen reichen nicht aus, um unsere Gesundheit optimal zu fördern.

Im Zentrum aller Gesundheitsbemühungen muss die richtig dosierte körperliche Bewegung stehen, denn »Bewegung ist Leben«. Wenn im Sinne der von uns propagierten Trias zur regelmäßigen Bewegung eine vernünftige Ernährung sowie eine sinnvolle Entspannung und Muße hinzukommen, üben wir den von Demokrit erkannten menschenmöglichen Einfluss auf unsere Gesundheit und unser Glück aus. Die meisten Menschen wissen das zwar, sie schaffen es aber nicht, diese Erkenntnis in die Praxis umzusetzen und sich richtig, regelmäßig und mit Freude zu bewegen. Für den eklatanten Bewegungsmangel gibt es viele Ursachen: Familie, Kindergarten, Schule, Alltag, Arbeitswelt und sogar die falsch genutzte Freizeit, die von den Menschen zu 80 Prozent im Sitzen verbracht wird.

Ein wichtiger Grund für diesen ausgeprägten Bewegungsmangel ist aber auch, dass viele mit einem Gesundheits- oder Fitnesssport beginnen, sich dann entweder zu niedrig, zu hoch oder zu einseitig belasten, die falsche Sportart wählen und daher keinen Spaß daran haben und nicht durchhalten. Denn auch im Sport- und im Fitnesstraining kann man allerhand falsch machen.

Deshalb verfolgt unser Pilates-Buch vor allem drei Ziele:

- Sie sollen über den Gesundheits- und Fitnesssport Pilates optimal informiert werden;
- Sie sollen zu den gesundheitlichen und heilenden Pilates-Übungen so angeleitet und motiviert werden, dass Sie diese dauerhaft praktizieren können;
- Sie sollen die Pilates-Übungen in Ihr ganzheitliches Bewegungs- und Gesundheitskonzept integrieren.

Aus welchen Gründen Sie auch zu diesem Buch gegriffen haben, Sie werden es nicht bereuen. Pilates ist kein neuer Fitness-Mode-Trend, sondern eine bewährte und ausgereifte Methode mit einem ganzheitlichen System aus körperbildenden Übungen zur Gesundung und Heilung.

Wollen Sie gesund bleiben oder gesünder werden? Oder wollen Sie fit bleiben und vielleicht noch etwas fitter werden? Möchten Sie Ihre Figur straffen, Ihre Haltung verbessern und Übergewicht abbauen? Oder suchen Sie nach einer Methode mit körperlichen Übungen, die Ihr bewegungsarmes Leben ausgleichen, den alltäglichen Stress abbauen und über die Stärkung der körperlichen Verfassung Ihr Selbstvertrauen und Wohlbefinden erhöhen? Dann sind Pilates-Übungen genau das Richtige für Sie, egal welche sportlichen Vorerfahrungen Sie mitbringen oder wie alt Sie sind.

Das sind keine leeren Versprechungen, wie sie leider oft in manchen Ratgebern zu Gesundheit und Fitness von selbst ernannten »Experten« gegeben werden. Hauptsache, man ist durch das Fernsehen bekannt, egal ob durch eine Soap-Opera oder Krimiserie. Ich kann Ihnen dagegen versichern, dass auch meine beiden Co-Autoren vom Fach sind und sich sowohl in der Wissenschaft wie auch in der Praxis so intensiv mit Pilates beschäftigt haben, dass Sie wirklich gut beraten sind. Sie müssen mit Pilates nur anfangen und dabei bleiben! Dann wird sich Ihr Leben bald so verändern, dass Sie die Pilates-Übungen nicht mehr missen möchten.

Herzlichst Ihr

Prof. Dr. Hans A. Bloss

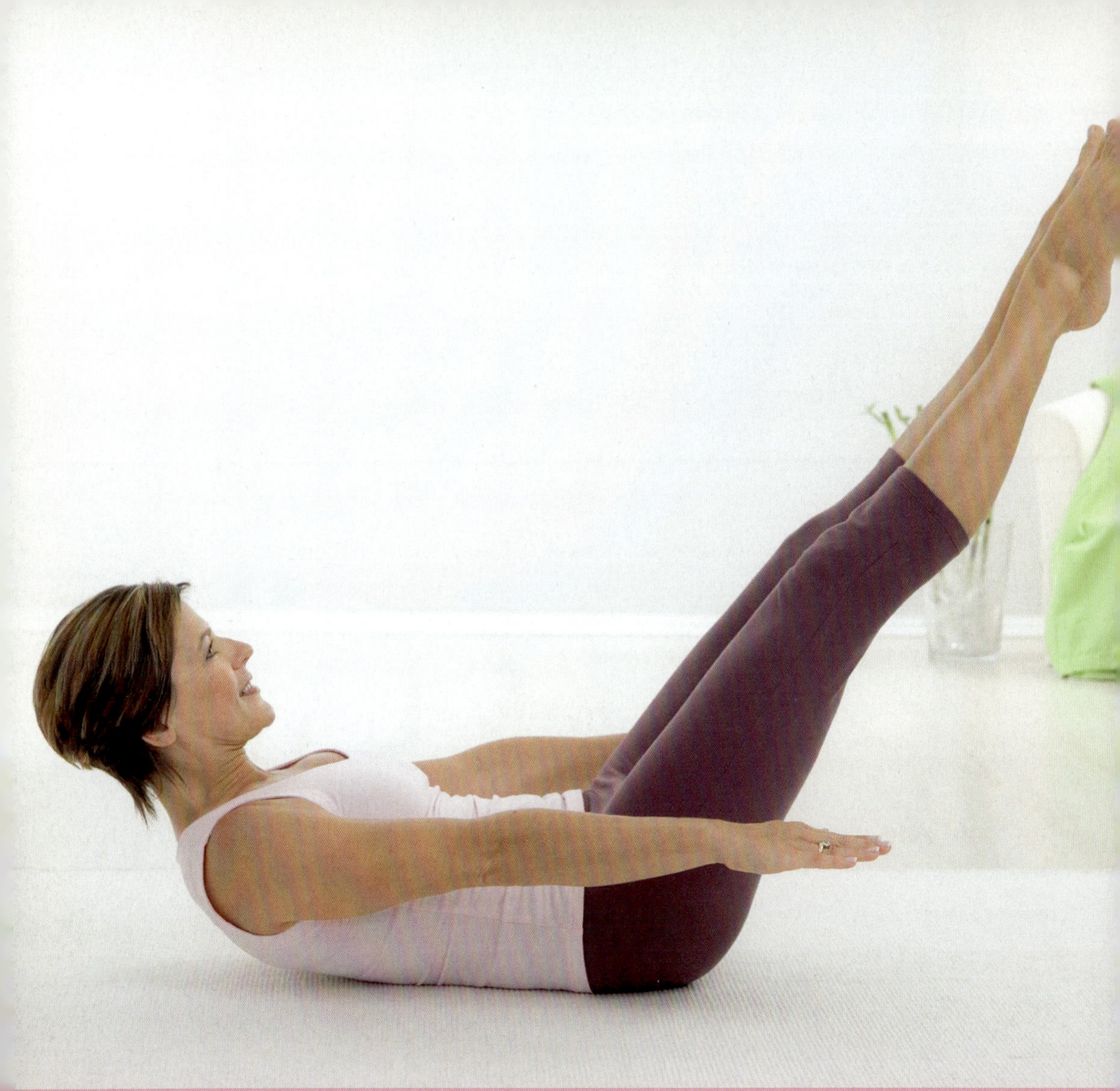

KAPITEL 1

Pilates

Gesundheit und Wohlbefinden

Neues Körperbewusstsein und Bodyfeeling

Einseitigkeiten im Fitnesstraining sind out. Der Trend geht seit einigen Jahren eindeutig in Richtung ganzheitliches »Body- and Mind-Training«. Ein Blick zurück hätte genügt: Es ist nämlich schon fast 60 Jahre her, dass Joseph Hubert Pilates das erste »Body- and Mind-System« schuf, das er »Contrology« nannte – die Lehre und Kunst der Kontrolle. Pilates wird bis heute als einer der ersten Fitness-Trendsetter gefeiert.

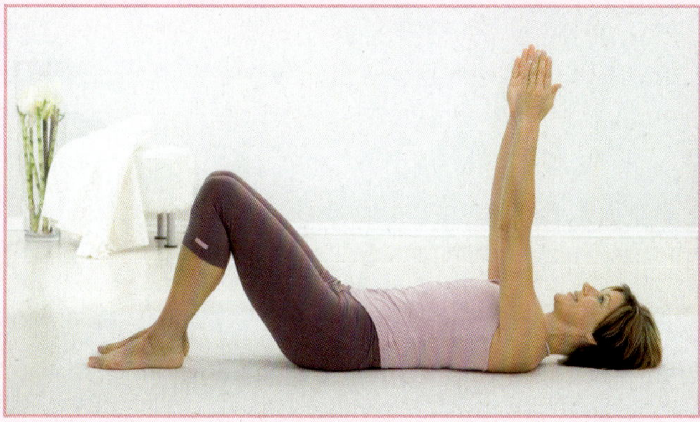

1

Frische Energie und mehr Lebenskraft

Vorbei sind die Zeiten, als noch das isolierte Training bestimmter Teilsysteme wie Ausdauer oder Kraft angesagt war. Die Fitness-Szene entwickelt heute neue Programme, die auf ganzheitliches Training für Körper, Geist und Seele abzielen. Joseph Hubert Pilates, ein New Yorker deutscher Herkunft (siehe Seite 156), hatte schon damals die Bedeutung der mentalen Ebene für den Erfolg des Trainings erkannt.

Sein einzigartiges konzentratives Ganzkörpertraining ebnete den Weg für viele moderne Ableger, die alle zum Ziel haben, ein neues Körperbewusstsein zu schaffen. Das System Pilates funktioniert, und der beste Beweis dafür ist der Mann selbst: Noch mit über 80 Jahren waren seine Übungen eine Leichtigkeit für ihn. Die renommierte New Yorker Fitness-Expertin Brooke Siler hat deshalb zu Recht betont, dass »die Pilates-Methode [...] als eine geprüfte und für gut befundene Formel aus Weisheit und unumstößlichen Resultaten heraussteht« (Siler, 2000).

Pilates geht es um eine Bewusstseinsänderung, um einen neuen Umgang mit dem Körper.

Müdigkeit, Abgeschlagenheit und Erschöpfung, Muskelkater und Gelenkschmerzen nach einer Trainingseinheit? Kennen Sie das auch? Nicht bei Pilates, denn seine Methode revitalisiert und entlässt Sie frisch und voller Energie und Lebenskraft. Die Gleichung »Training = Belastung« trifft auf Pilates nicht zu.

Körper und Geist/Seele als Einheit

Der Körper wird von vielen Menschen immer noch zu sehr als Maschine gesehen, die möglichst reibungslos funktionieren soll: Genauso wie alle möglichen Präparate und Pillen hat auch ein hoch spezialisiertes Fitness-Training eine kontinuierliche Höchstleistung zu garantieren. Diese eingeschränkte Sicht ist dann gerechtfertigt, wenn es hauptsächlich darum geht, das Leistungsvermögen zu steigern, nämlich im Hochleistungssport und in der gezielten Rehabilitation. Dort hat die instrumentelle Einstellung dem Körper gegenüber zum Teil ihren berechtigten Platz.

Leider wurde diese Einstellung des Spitzensports jedoch oft ohne die notwendigen Abstriche auf den Gesundheitssport übertragen, ohne dass man sich über die gravierenden Folgen bewusst wurde wie etwa die zunehmende Entfremdung des Menschen von seinem Körper, das unaufhaltsame Auseinanderdriften von Physis und Psyche. Hinzu kommt, dass es den Menschen in der heutigen auf Äußerlichkeiten ausgerichteten Zeit immer schwerer fällt, dem eigenen Körper Aufmerksamkeit zu schenken. Wir schauen weniger in uns hinein und gehen recht unsensibel mit unseren Körpersignalen um. Dabei ist der Blick nach Innen für uns doch eine wunderbare Möglichkeit, Stress und Ärger wahrzunehmen und diese dann abzuschütteln.

Der Pilates-Weg heißt Umdenken

Die Trainingsmethode nach Joseph Pilates ist eine wunderbare Möglichkeit, dass Sie ein neues, gesundes Verhältnis zu Ihrem eigenen Körper bekommen, dass Sie ein besseres Körperbewusstsein entwickeln und es mit Geist und Seele in Harmonie bringen können. Pilates selbst sagte, nach etwa 30 Stunden Praxis verfüge man über einen »neuen Körper«. Er wollte schon damals auf die Körperfeindlichkeit der Gesellschaft hinweisen, die Bewegung nicht als eine Dimension der Gesundheit sah, so wie wir das heutzutage tun.
Die immer noch gültigen Formeln »mehr bringt mehr« und »no pain, no gain« müssen verändert werden. Und daher sehen sich viele zunehmend nach Alternativen zu den leistungssportähnlichen Programmen um: Zum einen gibt es da diesen Wunsch nach dem »Zurück in die Natur«. Wandern und Nordic Walking erleben deshalb seit Jahren einen Boom. Zum anderen jedoch soll ein neues Verständnis im Umgang mit dem eigenen Körper entwickelt werden. Und was würde sich da besser eignen als Pilates?

Endlich ein ganz neues Körpergefühl genießen

Pilates bringt Ihnen ein völlig neues *Bodyfeeling*. Wenn Sie die Übungen machen, werden Sie vielleicht zum ersten Mal das Gefühl haben, in Ihrem Körper endlich angekommen zu sein. Es macht dabei keinen Unterschied, ob Sie seit langem schon aktiv Sport treiben und meinen, irgendetwas fehle, oder ob Sie sich seit Ihrer Schulzeit nicht mehr viel bewegt haben – denn Pilates steht für eine radikale Umkehr Ihres bisherigen Denkens und Sie werden sich mit Sicherheit nicht langweilen. Schon nach kurzer Zeit spüren Sie, wie Pilates wirkt: Alle Bewegungen werden anders, im Alltag wie im Sport, Ihre Haltung verändert sich positiv, Sie werden ein ganz neues Bewusstsein für Ihre Muskeln und körperlichen Prozesse entdecken.

Die Pilates-Basics

Pilates ist ein wiederentdecktes gymnastisches System, bei dem, ausgehend vom Körperzentrum, durch Ganzkörperübungen neuromuskuläre Balancen geschaffen und optimiert werden sollen. Es wechseln sich Kräftigung und Dehnung insbesondere der zentralen Rumpfmuskeln ständig ab, um einseitigen Belastungen vorzubeugen und eine gesunde Körperhaltung zu ermöglichen. Die Übungen werden immer langsam, präzise und kontrolliert ausgeführt. Sie verbinden alle Bewegungen mit Ihrer Atmung, wobei diese eine mobilisierende oder stabilisierende Wirkung haben kann. Durch Imagination und Visualisierung von Bewegungsabläufen bekommen Sie die Möglichkeit zur inneren Konzentration, zur Anregung Ihrer Phantasie und zur Schulung eines neuen Körperbewusstseins.

Im Vordergrund steht nicht die Anzahl der Wiederholungen, sondern vielmehr die Qualität der Ausführung.

Das Besondere an Pilates

Obwohl es im Pilates-Training in erster Linie nicht um die Verbesserung Ihrer Leistungen geht, sondern um die Erweiterung Ihres bereits bestehenden Körpergefühls, gibt es dennoch eine ganze Reihe von Wirkungen, die Pilates für sich beanspruchen kann:

- effektive und gezielte Kräftigung des Körperzentrums
- Aufbau eines natürlichen Kraftgürtels *(Girdle of Strength)*
- Straffung von Bauch und Taille
- Kräftigung der Arme und des Schultergürtels
- Reduzierung von haltungsbedingten Spannungskopfschmerzen
- segmentale (abschnittsweise) Mobilisation der Wirbelsäule
- Gelenk- und Wirbelsäulenstabilisation
- Steigerung der Flexibilität und Beweglichkeit
- Schulung des respiratorischen Systems
- Synchronisation von Bewegung und Atmung
- Haltungsschulung
- Förderung von Bewegungseleganz und Körpergefühl
- Verbesserung der psycho-mentalen Fitness
- Harmonisierung von neuromuskulären Dysbalancen
- effektiver Ausgleich bei monotoner körperlicher Belastung in Alltag, Beruf oder Sport

Nur einer von vielen neuen Trends?

Pilates hat in den letzten Jahren einen ungeheuren Aufschwung erfahren, besonders weil Hollywood-Stars wie Sharon Stone, Uma Thurman und Madonna, aber auch prominente Sportler und Sportlerinnen wie Steffi Graf bekennende Pilates-Fans sind. So gibt es allein in der Gegend um Los Angeles inzwischen mehr als ein Dutzend zertifizierter Pilates-Studios. Auch finden wir mittlerweile mehrere solcher Studios in Deutschland, fast jedes Fitnessstudio bietet einen Pilates-Kurs an. Zudem gibt es eine große Anzahl an Büchern über diese Trainings-Methode. Doch ist Pilates wirklich mehr als nur ein schnelllebiger Trend?

Pilates starb 1967. Doch bis heute nimmt seine »Contrology-Methode« einen sehr hohen Rang in der Reihe der zahlreichen Körpersysteme ein.

Dagegen spricht, dass Pilates in Ländern wie Amerika und Australien längst zum etablierten Standard-Repertoire von Physiotherapeuten/innen gehört. Sie haben seinen Nutzen für die Rehabilitation nach Verletzungen des Bewegungsapparats erkannt und empfehlen ihren Patienten/innen die Pilates-Methode als Vorbeugung gegen typische Zivilisationsleiden. Zudem existiert das Pilates-System seit nunmehr fast 60 Jahren. Trendforscher gehen im Allgemeinen davon aus, dass sich ein Trend nach 10 bis 15 Jahren entweder etabliert hat oder dann nicht mehr existiert. Pilates jedoch hat alles überdauert, sein sehr effektives Training ist nach wie vor in aller Munde – und zwar weltweit.

Massiver Leistungsdruck in der Freizeit

Viele gute Gründe sprechen dafür, dass Pilates in Zukunft noch stärker zu einer echten Bewegungsalternative wird. Denn immer mehr Menschen merken, dass die gewohnten Fitness-Übungen und das herkömmliche Körpertraining nicht das leisten, was sie sich ursprünglich davon versprochen hatten: Erholung, Entspannung und Ausgleich zum stressigen Alltag.
Viele Fitnessangebote und sportliche Aktivitäten mit Wettkampfzielen wie Zeitminimierung, Distanzmaximierung, Handicap-Verbesserung und ähnliches wirken jedoch eher als zusätzliche Stressoren. Kurzum – das gesamte Fitness-System kommt oft vielmehr einem Zwang denn einer Befreiung gleich, von einem wohlig entspannten und gesunden Leben kann hier also nicht die Rede sein.

> **TIPP Pilates-Check:**
>
> **Die Übungen eignen sich insbesondere, wenn**
> - Sie das Gefühl haben, dass bei herkömmlichen Fitness-Übungen irgendetwas fehlt, was Sie nicht genau in Worte fassen können,
> - Sie auf der Suche nach einer Bewegungsform sind, bei der es vorrangig nicht um körperliche Leistung gehen soll,
> - Ihnen ästhetische Zielsetzungen nicht völlig unwichtig sind,
> - Ihnen auch eine mentale Komponente beim Training wichtig ist,
> - Sie eine optimale Mischung aus Kräftigung, Dehnung, Atmungslenkung und Entspannung wollen.
>
> **Pilates eignet sich nicht so sehr, wenn**
> - Sie Bodybuilding als primäres Ziel angeben,
> - Sie messbare Erfolge (Zeit, Distanz) anstreben,
> - Sie besonderen Wert auf eine spirituelle Komponente legen.

Sportliches Training kann durchaus auch so gestaltet sein, dass Stressabbau und Entspannung im Vordergrund stehen.

Leistung wird heute nicht nur bei der Arbeit gefordert, sondern sie ist für viele Menschen auch zu einem ungeheuer wichtigen Aspekt der Freizeitgestaltung geworden. Sogar Kinder erleben bereits Freizeitstress! Manager/innen, die nach einem langen Arbeitstag für einen Marathon trainieren, sind mittlerweile längst keine Ausnahme mehr, sondern das ist inzwischen eher normal. Leistung im Sport sowie in der Freizeit gilt als erstrebenswertes Ziel, denn sie vermittelt den Eindruck eines durch und durch dynamischen, erfolgreichen Menschen.

Immer höher – immer weiter

Die traditionellen Sportarten mit ihren dazugehörigen Trainingssystemen eignen sich oft nur eingeschränkt für Ziele wie das Erreichen von körperlich-seelischem Wohlbefinden, Entspannung und Ausgleich. Das ist schon in der Entstehungsgeschichte des modernen Sports verankert: So wie wir den Freizeitsport heute kennen und erleben, ist er aus dem Wettkampfsport entstanden und ein Ausdruck der technischen Zivilisation, des ständigen »Höher und Weiter«.

Das Stichwort für stressfreie, entspannende Aktivität heißt »sanftes Training«. Allerdings gelingt dies nicht ohne weiteres. Wie es aber dennoch hervorragend funktionieren kann, erfahren Sie im Kapitel »Körperbalance: Ernährung und Ausdauertraining« (siehe Seite 35). Es geht darum, dass Sie für die optimale Gesundheit ständig zwischen zwei Polen hin und her pendeln sollten.

Eine leicht zugängliche Trainingsform

Die ständige Forderung nach Leistung in der Freizeit und das wettkämpferische Wesen des Sports führen dazu, dass sich immer mehr Menschen Bewegungsalternativen wie Tai Chi, Qi Gong, Yoga oder eben Pilates suchen. Während aber fernöstliche Trainingweisen oft auch eine intensive Auseinandersetzung mit dem jeweiligen Kulturkreis voraussetzen, ist Pilates als westliche Trainings- und Entspannungsform viel leichter zugänglich. Bestimmt haben Sie den kleinen Pilates-Check auf Seite 18 bereits beantwortet. Er zeigt Ihnen auf, ob Sie ein Pilates-Typ sind und Erfolg versprechende Voraussetzungen für das Pilates-Programm mitbringen.

Neuartige Gymnastik-Konzeption

So wie heute der Fitness-Sport und die Leistungsdominanz zunehmend als bedrückend empfunden werden, herrschte auch zu Beginn des letzten Jahrhunderts eine Unzufriedenheit mit dem Bewegungsangebot. Damals standen die steifen so genannten turnerischen Ordnungsübungen, die nach anfänglicher Begeisterung als unnatürlich und mechanisch empfunden wurden, in der Kritik. Als Reaktion darauf bildeten sich zwei große Strömungen aus: Sport und Spiel auf der einen Seite, Gymnastik und Tanz auf der anderen. Die Gymnastik wurde in Deutschland, England, Dänemark und anderen europäischen Ländern beispielsweise durch Bess Mensendieck, Rudolf von

Die tragenden Säulen der Pilates-Methode

Sein Lebenslauf ist dem der großen Reformer/innen von damals ähnlich: Unzufrieden mit dem Mangel an Bewegungsalternativen und oft von Krankheit und Schwäche geplagt, entwickelte Pilates früh eigene Vorstellungen davon, wie sich Bewegung alternativ äußern könnte. Seine tragenden Säulen sind: Sinnlichkeit, Empfindung, Wahrnehmung, Konzentration und Flow, auf Deutsch »Fließen, Strömen«. Das ist eine Neuorientierung, auf welche die Gymnastik und somit auch Pilates ein Urheberrecht haben. Sein ganzheitliches Training war darauf abgestimmt, alle Ressourcen des Körpers zu fordern und zu fördern. Konsequent griff er dabei auf Prinzipien wie Konzentration, Selbsterkenntnis und Kontrolle zurück und schuf damit eine Trainingsform, die aktueller nicht sein könnte.

Laban und Isabel Duncan populär, in den USA durch die Delsartik-Schule. In diese sporthistorische Situation stieß Joseph Pilates mit seiner neuartigen Gymnastik-Konzeption.

Grundlagen der Pilates-Bewegungs-Philosophie

Der Altmeister der Gymnastik, François Delsarte, formulierte das, worauf sich in der Folge alle anderen beziehen: Der Körper fungiert als Ausdrucksorgan unseres Inneren. Jeder Empfindung kann somit eine Bewegung zugeordnet werden. Das war sein so genanntes Gesetz der Entsprechung von innen nach außen, von Seele und Körper, von Erlebnis und Ausdruck (vgl. Günther, 1980). Um dem Inneren eine äußere Entsprechung zu ermöglichen, muss der Körper daher so gut wie möglich in alle Bewegungsrichtungen und auf allen Ebenen geschult werden. Ein Schüler von Delsarte entwarf acht Jahre bevor Joseph Pilatu – so der ursprüngliche Name von Pilates – geboren wurde, ein gymnastisches System von Kräftigungs- und Lockerungsübungen zu genau diesem Zweck.

Das System Pilates ist das Gegenteil einer rein auf Äußerlichkeiten bedachten Trainingsform.

Joseph Pilates war ein eher nüchterner Vertreter seiner Zunft. Er wollte nicht nur eine körperliche Hülle formen, sondern auch die Koordination und Konzentration aller Körperprozesse fördern. Am deutlichsten wird dieser Unterschied, wenn Pilates mit der so genannten Elektromyostimulation (EMS) verglichen wird.

Wichtig: die tief liegenden Muskeln

Das körperliche Erscheinungsbild kann in idealer Weise durch die EMS verändert werden, nichts lässt das *Bodyshaping* leichter und schneller gelingen. Die Methode ist simpel: Einfach ein paar Elektroden auf den Muskeln platzieren, die Stromstärke regulieren, fertig! Auf diese Weise kann die Muskulatur ungemein effektiv und schnell hypertroph (größer) werden, straff und deutlich konturiert (umrissen). Sie können fast alle oberflächlichen Muskeln auf diese Weise kräftigen. Im Pilates-Programm hingegen geht es erst in zweiter Linie um die oberflächlich gelegenen Skelettmuskeln, denn im Zentrum steht die wichtige tief liegende Rumpfmuskulatur.

Nutzen Sie die Kraft der Bilder!

Es ist faszinierend: Allein die bloße Vorstellung, dass die Hand zu einer Faust geballt wird, reicht aus, um messbare Muskelströme am Unterarm zu produzieren. Doch die Kraft der Vorstellung ist bei Pilates nicht nur auf simple Bewegungen reduziert, selbst hochkomplexe Bewegungsabläufe können mental durchgespielt werden.

Harmonie durch mentales Training

Pilates setzt bei seiner Methode auf den Verstand, auf das Mentale. Bei der reinen Betrachtung der Muskelströme ist kaum ein Unterschied zur Realität wahrzunehmen. Die Ströme in der Muskulatur sind beim mentalen Training zwar deutlich geringer, aber die muskuläre Koordination verläuft, wenn Experten/innen am Start sind, verblüffend ähnlich. Die ungeheure Bedeutsamkeit des Mentalen wurde und wird häufig allerdings vernachlässigt. Die Mehrheit der Sportler in Fitnesscentern kann nicht einmal angeben, welche Muskeln bei welchen Übungen beansprucht werden. Doch gerade diese Kenntnis ist der Schlüssel zum Erfolg.

»Erst wenn ich weiß, was ich tue, kann ich tun, was ich will!«, sagte Moshé Feldenkrais (1904 – 1984), der Begründer einer nach ihm benannten Methode.

Bei Joseph Pilates heißt das Konzentration: Die konzentrierte Ausführung einer körperlichen Übung hat bei ihm oberste Priorität. Er fordert eine Verschmelzung und Einheit von Körper und Geist/Seele und stellt sich damit gegen das Credo seiner Zeit, welches den Dualismus betont, die klare Trennung des Physischen vom Psychischen.

Bilder als Kommunikationsmedium

Für die mentale Anbahnung einer Bewegung benötigen Sie keine tiefgehenden anatomischen Kenntnisse. Diese wären zwar hilfreich, weil sie die Kommunikation erleichtern würden, denn funktionell-anatomische Beschreibungen sind exakt und unmissverständlich, aber die Gefahr liegt nahe, dass Autor/in und Leser/in auf zwei unterschiedlichen Ebenen kommunizieren.

> **TIPP** **Neues Bild**
> Es ist gut möglich, dass Sie mit dem einen oder anderen Bild auf Anhieb nicht viel anfangen können. In diesem Fall sollten Sie versuchen, eine Alternative zu finden und dieses gedanklich auszutauschen.

Sie als Leser/in haben leider keine Möglichkeit, auf Verständnisschwierigkeiten hinzuweisen. Um Ihnen die vorherige Lektüre eines Anatomie-Lehrbuchs zu ersparen, setzen wir eine möglichst bildhafte Sprache ein. Damit erleichtern wir Ihnen die Bewegungsvorstellung, denn nichts ist wichtiger als die möglichst exakte Abbildung der Bewegung im zentralen Nervensystem.

Die genaue Vorstellung hilft

Wenn Sie es lernen, die Kraft der Bilder zu nutzen, dann können Sie Ihr Pilates-Training sogar in der U-Bahn absolvieren. Dazu sind zwar viel Erfahrung und regelmäßiges Üben notwendig, aber selbst wenn Sie nicht zum Mental-Profi werden, sorgt die genaue Vorstellung des Bewegungsablaufs für eine Verbesserung des sichtbaren »Outputs«. Wir empfehlen Ihnen, die beschriebenen Übungen vor der praktischen Ausführung mental Schritt für Schritt durchzugehen. Das werden Sie unbewusst zwar sowieso tun, aber günstiger ist es, wenn Sie vor der Übung einen kleinen Monolog halten. Fassen Sie zunächst einmal in Worte, wie Sie sich die Übung vorstellen.

Endlich eine aufrechte Haltung

Am schnellsten werden Sie den Effekt von Pilates wohl an Ihrer Haltung bemerken. Pilates-Trainierende verfügen oft über eine ähnlich aufrechte Körperhaltung wie Ballet-Tänzer/innen. Doch es ging Pilates stets um mehr als nur um die Kräftigung der Haltemuskulatur. Ganz wichtig ist auch, dass Sie sich über die wechselseitige Beeinflussung von Haltung und geistig-seelischen Einstellungen bewusst werden. Denn die Körperhaltung spricht eine doppeldeutige Sprache. Sie ist zum einen ein Beweis für die neuromuskuläre Funktion innerhalb der Gelenksysteme sowie für die Koordination von zentralem und peripherem Nervensystem. Zum anderen lassen sich an der Haltung nicht nur Muskelanspannungen und Gelenkstellungen erkennen, sondern auch emotionale Zustände.

An der Haltung können Sie nicht nur den körperlichen Zustand eines Menschen erkennen, sondern auch den seelischen.

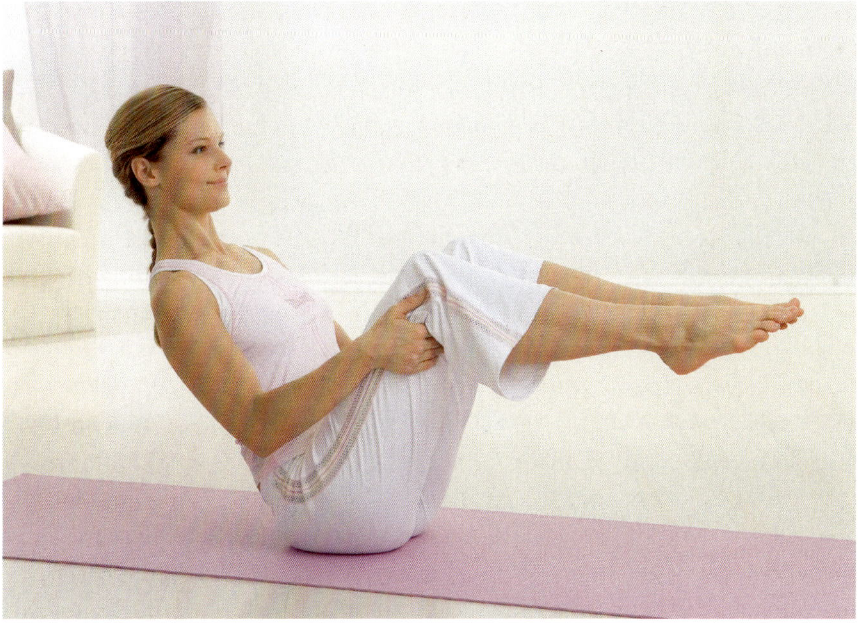

Das Pilates-Training verhilft Ihnen zu einer guten Haltung, Sie bleiben im Gleichgewicht.

Ausdruck von Charakter und Gefühlen

Eine akute Emotion ist ebenso an der Körperhaltung eines Menschen erkennbar wie die chronische Manifestation derselben. Eine Person mit nach vorne gewölbten Schultern und gekrümmter Wirbelsäule wird Stolz wohl kaum zu ihren wichtigsten Charaktereigenschaften zählen. Die Haltung kann als Ausdruck des in der Psychologie gebräuchlichen Schemas *State* (momentaner Zustand) - *Trait* (überdauernder Wesenszug) gesehen werden. Auf der spirituellen Ebene bildet die Wirbelsäule eine Achse, die Himmel und Erde miteinander verbindet.

Anspannung und Entspannung bewusst machen

Pilates-Übungen wirken nicht nur oberflächlich auf die Skelettmuskulatur, sondern sie fordern und fördern gleichzeitig die geistige Auseinandersetzung mit sich selbst. Sie entwickeln das nötige Gerüst, denn es werden wichtige Muskelgruppen wie das *Powerhouse* (siehe Seite 54) gekräftigt und gedehnt, außerdem wird die intramuskuläre Koordination geschult. Es geht aber auch um Körperwahrnehmung und Konzentration: Sie erhöhen Ihre Sensibilität für die Äußerungen Ihres Körpers, wobei Atemübungen und die Bewusstmachung des Gefälles von Anspannung und Entspannung einen Schwerpunkt bilden.

Bedeutsam: die optimale Haltung

Die Haltung ist ein Spiegelbild unseres Inneren. Sie wird jedoch auch von äußeren Faktoren bestimmt. Trauer und Angst können uns niederdrücken und lähmen, Stolz und Freude richten uns auf und stärken uns. Wir vermögen sogar von außen auf unseren Gemütszustand einzuwirken. Nehmen wir die Pose eines Siegers ein, dann fühlen wir uns auch wie ein Sieger. Die Möglichkeit der externen Beeinflussung von Emotionen hat aber ebenfalls Nachteile: Die Gesellschaft erfordert es, dass wir oft stundenlang in unbequemen Möbeln ausharren - und das auch noch über einen langen Zeitraum hinweg, ohne uns zwischendurch zu bewegen. Wen wundert es, dass sich unsere Haltung unter diesen Voraussetzungen verschlechtert und sich auch unsere Stimmung nicht gerade im »Hoch« befindet. Innerhalb dieser starren Grenzen können wir uns dennoch dynamisch verhalten, wenn wir es nur wollen. Leider tun wir dies aber viel zu selten, vielleicht aus Bequemlichkeit oder aufgrund mangelnder Information.

Auch Kinder und Jugendliche können die täglichen Belastungen kaum zu ihren Gunsten verändern, sie sind auf kundige Eltern und Erzieher/innen angewiesen.

Meist einfache Ursachen

Die Behauptung, ein starker Rücken würde keine Schmerzen kennen, klingt zwar reizvoll, ist aber irreführend. Hier wird ein vielschichtiges Problem auf eine simple Lösung reduziert. Rückenschmerzen sind nahezu immer multifaktoriell verursacht, sie haben also meistens mehrere Ursachen. Wird eine

Rückenschmerzen - ein Leid vieler Menschen

Wie schwierig es ist, die optimale, gesunde Haltung zu finden, beweist die Tatsache, dass sehr viele Leute unter Rückenschmerzen leiden. Nach Umfragen haben in den industriellen Ländern bis zu 70 Prozent aller Menschen irgendwann einmal im Leben Beschwerden im Kreuz, etwa 30 Prozent leiden unter chronischen Schmerzen. Die Kosten für das Gesundheitssystem sind daher ganz enorm. Einfache Patentlösungen gibt es nicht - oder allenfalls nur solche mit mehr oder weniger starken Nebenwirkungen.

Stellschraube der Maschine stärker angezogen, um sie wieder in Schwung zu bringen, beeinflusst das auch alle anderen Teile. Auf den Menschen übertragen heißt das: Wird eine Ursache der Beschwerden bekämpft, hat dies vielfache (noch unbekannte) Auswirkungen. Es liegt jedoch weitgehend in unseren Händen, den Schmerzen Paroli zu bieten, denn in der Mehrheit der Fälle haben Rückenprobleme unkomplizierte Ursachen wie Bewegungsmangel, psychische Überforderung oder auch nur fehlende Information.

TIPP **Große Hilfe**

Sind Sie ein Bewegungsmuffel, bürdet man Ihnen zu viele Lasten im Alltag auf oder sind Sie ein trauriger, ängstlicher Typ? Dann sollten Sie nicht zögern, mit dem Pilates-Programm zu beginnen. Es hilft Ihnen, äußerlich wie auch innerlich wieder ins Gleichgewicht zu kommen.

Aktiv gegen Schmerzen vorgehen

Ist auch Ihr Arbeitsplatz nicht gerade rückenfreundlich gestaltet? Keine Sorge, die Bedingungen Ihres Arbeitsalltags sind leicht zu verändern: Dazu ist allerdings eine von Experten/innen unterstützte Kooperation von Arbeitgeber/in und Arbeitnehmer/in notwendig. Bis es so weit ist, dass auch wirklich in allen Bereichen entsprechende biomechanische Erkenntnisse umgesetzt werden, gilt es, wenigstens die äußeren Arbeitsbedingungen so gut wie möglich zu verändern.

Sie sind gerade dabei, dieses Buch zu lesen. Damit haben Sie schon einen wichtigen Schritt in die richtige Richtung getan, weil Sie mit den Pilates-Übungen Ihr Körperbewusstsein fördern und Ihre Muskulatur stärken wollen. Vor Einseitigkeiten jedoch sollten Sie gewarnt sein: Starke Muskeln allein schützen Sie nicht vor Schmerzen, wenn die innere Kontrolle und Steuerung fehlen. Genauso wenig allerdings hilft es, wenn Sie nur über eine hohe körperliche Bewusstheit verfügen, Ihre Muskeln jedoch nicht ausreichend Kraft entwickeln können. Mit dem Pilates-Training erreichen Sie beides. Es ist körperorientiert, das heißt, es kann einen wertvollen Beitrag dazu leisten, dass Ihre Haltung von außen beeinflusst wird, und es stärkt die Seele. Die Pilates-Methode bringt Sie also auf der ganzen Linie in Harmonie, sie fördert Ihr inneres Gleichgewicht und kräftigt Ihre Muskulatur.

Nur die Muskeln allein zu stärken ist nicht ausreichend. Es bedarf zusätzlich einer gezielten inneren Kontrolle.

Bessere Gesundheit für alle

Die Körperorientierung im Pilates-Konzept bedeutet: Durch die Einhaltung einer Reihe von Prinzipien wird gewährleistet, dass ein Bewusstsein für das Zusammenspiel von Atmung und Bewegung, Anspannung und Entspannung entsteht. Die für die Haltung besonders wichtige Muskulatur des Rückens und der Bauchwand wird gekräftigt und gedehnt.

Pilates hatte sein Programm für eine seiner Meinung nach ungesunde Gesellschaft entworfen, es sollte nicht dem Selbstzweck dienen.

Joseph Pilates formulierte allgemeine Verhaltensregeln, die, so hoffte er, dazu beitragen würden, der Gesellschaft mehr Gesundheit und Glück zu bringen. Deshalb entwarf er sogar bestimmte Möbel wie sein v-förmiges Bett. Vieles davon ist aus heutiger Sicht auch kritisch zu betrachten. Allerdings kommt damit zum Ausdruck, dass das Pilates-Training nicht im luftleeren Raum verbleibt.

Bei Pilates fließt die Bewegung aus einer starken Mitte heraus.

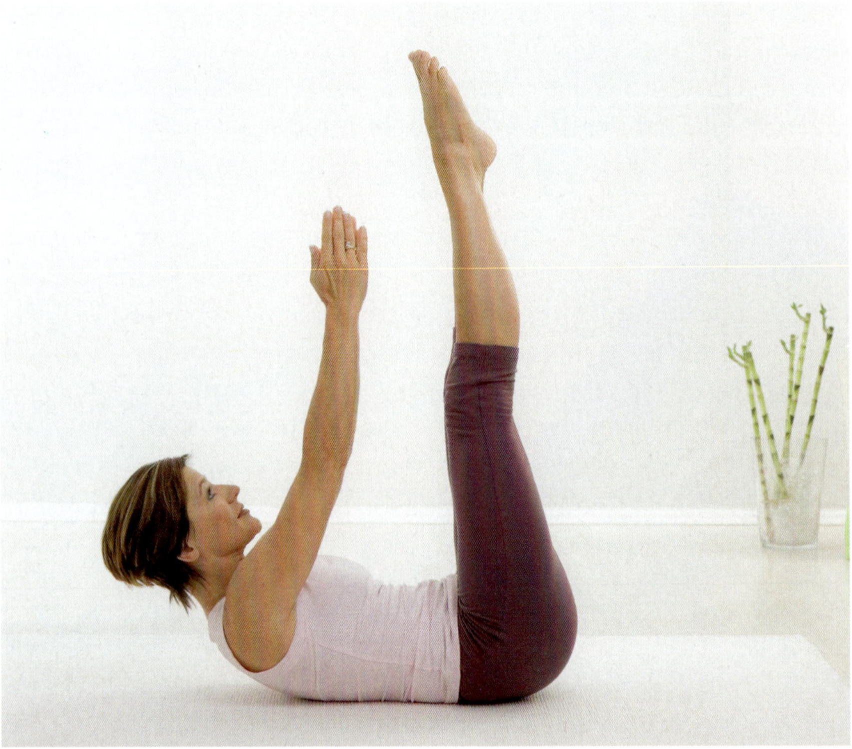

Eine Methode für jeden Tag

Wie kaum eine andere Trainingsform eignet sich Pilates für die alltägliche Anwendung. Sie sollten versuchen, das mit Pilates erlernte neue Körpergefühl zu transponieren, also auch auf den Alltag zu übertragen. Sobald eine Pilates-Einheit beendet ist, beginnt nämlich der eigentliche Bewährungstest. Wenn Sie das Pilates-Training praktizieren, ist das eine Art Schonraum, in dem Sie die Übungen beliebig oft wiederholen, Pausen einlegen und Bewegungen verlangsamen können. Das ist nach dem Training jedoch nicht mehr so leicht möglich. Dennoch wäre es falsch, wenn Sie nun wieder in den gewohnten Alltagstrott und die bequeme Alltagshaltung zurückkehren würden. Joseph Pilates behauptete, nach wenigen Stunden Pilates-Training würde man über ein neues Körpergefühl verfügen. Er bezog sich dabei allerdings auf den Alltag, es ging ihm weniger um die Übungs-Praxis. Pilates ist daher auch keine Wettkampfsportart. Dem Gymnastik-Visionär ging es nicht um die Perfektion der Übungsreihenfolge, sondern darum, eine einfache Anleitung für alle zu schaffen.

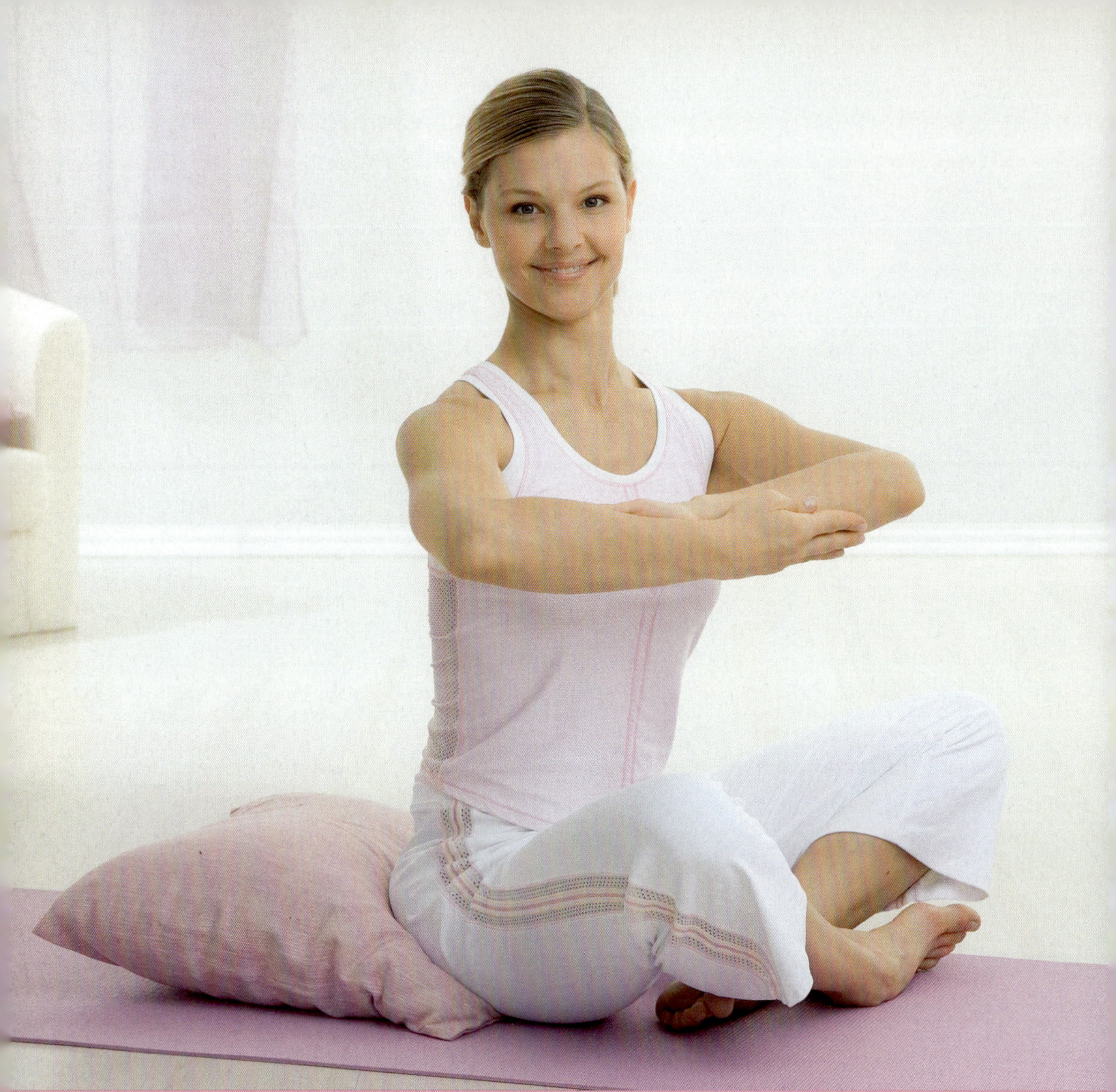

KAPITEL 2

Pilates

Gesundheits- und Körperbalance

Ins Gleichgewicht kommen

Bei Pilates wird der Begriff »Gesundheitsbalance« groß geschrieben. Was ist das eigentlich? Es bedeutet, dass Gesundheit weder als ein nie erreichbarer Idealzustand gesehen wird, noch als eine fest definierbare Größe, sondern als »prozesshaft«, also zwischen diesen beiden Positionen pendelnd. Um die Gesundheit zu fördern und zu erhalten, ist es wichtig, dass Sie einen möglichst gleichmäßigen Rhythmus von Ruhe und Bewegung oder Anspannung und Entspannung finden.

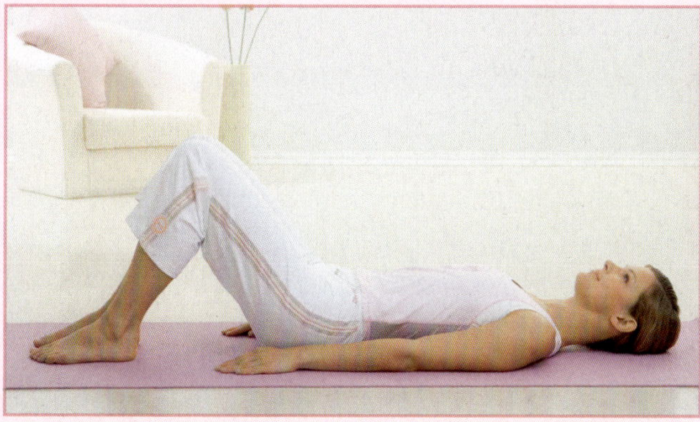

2

Gesundheitsbalance: rhythmisches Schwingen

Gesundheit wird als Prozess der Oszillation (rhythmischen Schwingung) innerhalb einer bestimmten Zone, der Gesundheitszone zwischen zwei Polen, verstanden. Diese werden durch Begriffspaare wie etwa Ruhe und Bewegung, Anspannung und Entspannung, Lärm und Stille, Beweglichkeit und Starre beschrieben.

Zur Wiederherstellung, Förderung und Bewahrung der Gesundheit soll man zwischen diesen beiden Polen hin und her pendeln, oszillieren. Die ideale Oszillation ist möglichst gleichmäßig und rhythmisch sowie variabel und fließend. Dies ist kein Widerspruch, denn ein gesunder Rhythmus kann sich langfristig nur dann einstellen, wenn auf unterschiedliche äußere Anforderungen variabel reagiert werden kann. Als Orientierung dient dieses so genannte Oszillationsmodell der Gesundheit:

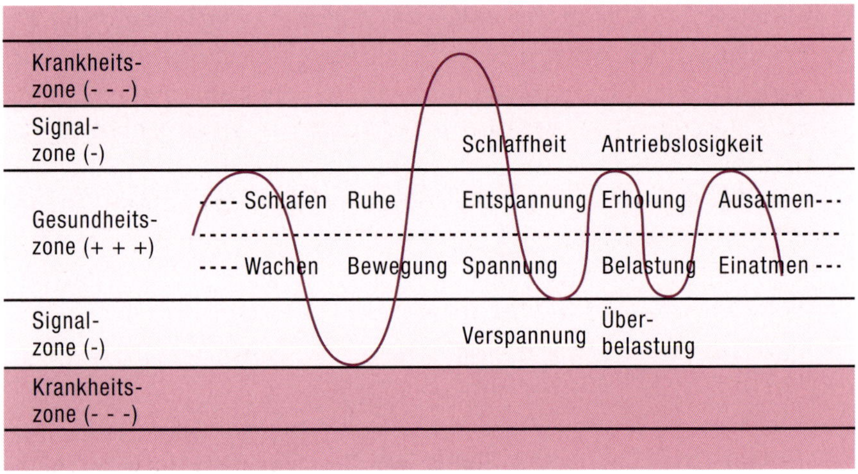

Das Oszillationsmodell (modifiziert nach Schimmel und Treutlein, 1992, 33)

Die »Interaktion« der Gesundheit

Dieses Oszillationsmodell ist durch eine interaktive Sicht gekennzeichnet. Das heißt, es ist nicht allein ausschlaggebend, wie die Gesundheit durch äußere Eingriffe verbessert werden kann – das ist z.B. in der klassischen Schulmedizin der Fall. Es geht vielmehr um die Frage, wie Gesundheit durch das Zusammenspiel von Körper und Geist/Seele zustande kommen kann, wie sich Gesundheit aus dem Inneren heraus entfaltet. Die Diätetik, ein eigener Zweig der antiken Medizin, ist dem Oszillationsmodell ähnlich. Hier soll man »von allem ein bisschen, von keinem zu viel« bekommen und das rechte Maß finden. Das Oszillationsmodell unterscheidet sich vom diätetischen Modell dadurch, dass es die Bedeutung des Pendelns auch über die Mitte hinaus betont.

Pilates als Teilkomponente der Gesundheit

Pilates ist ein Element eines umfassenden Bemühens um Gesundung, wobei in vielen alltäglichen Fällen unser Körpergefühl genug entwickelt ist, um uns an Entspannungs- und Ruhephasen zu erinnern. Der Wunsch nach einer Kaffeepause, das Verlangen nach Schlaf, das Einlegen einer wohlklingenden Beethoven-CD oder ähnliches zeigen an, wann wir eher zum Ruhepol oszillieren wollen. »Der Körper gibt jeweils Signale, welche darauf hinweisen, dass ein Pendeln zum entgegengesetzten Pol sinnvoll wäre.« (Schimmel und Treutlein, 1992, 32).

Dabei handelt es sich um so genannte »naive Entspannungsmethoden«. Naiv deshalb, weil wir sie unbewusst und unsystematisch anwenden und unsere Aufmerksamkeit stattdessen auf andere Bereiche lenken können. Leider gibt es auch Fälle, wo die natürliche Abwechslung der Pole gestört ist. Workaholics beispielsweise sind nicht einfach nur Menschen, die gerne viel arbeiten, sondern sie halten sich auf Dauer zu lange in der Signalzone auf, ohne die Signale ihres Organismus wahrzunehmen. Schließlich wechseln sie in die Krankheitszone, wo der Verlust von Gesundheit die unausweichliche Folge ist.

Wenn das natürliche Pendeln zwischen den beiden Polen gestört ist, kann es zu Krankheiten kommen. Die Betroffenen hören nicht auf die Signale ihres Körpers.

Rhythmisieren Sie sich

Innerhalb der Gesundheitszone sollten Sie möglichst gleichmäßige Rhythmen erleben. Dies bedeutet eine ständige Abwechslung anstrengender und erholsamer Phasen; Ruhe und Bewegung sollten sich untereinander gleichmäßig ablösen, genauso wie Schlaf und Wachheit, oder – im sportlichen Kontext – Kräftigung und Dehnung. Im Oszillationsmodell der Gesundheit macht ein dauerhaftes Zuviel krank. Sie verlassen dadurch die Gesundheitszone und treten über in die Signalzone, in der Sie jedoch weiterhin die Chance haben, entgegenzusteuern. Eine imaginäre Durchschnittslinie würde folglich durch die Mitte der Gesundheitszone verlaufen.

Ein Argument gegen das Oszillationsmodell mag die Betonung der Mittelmäßigkeit sein: Wer sich strikt an das Modell hält, ist vielleicht gesund, könnte man meinen, aber er erlebt nicht die Höhen und Tiefen, die das Leben auch ausmachen. Tatsächlich ist es so, dass Sie aus der Gesundheits- in die Signalzone übertreten müssen, um Überdurchschnittliches zu erreichen, egal in welchem Bereich. Eventuell müssen Sie sogar in die Krankheitszone wechseln.

Die Gratwanderung zu großer Leistung

Um Höchstleistungen zu erbringen, müssen Hochleistungssportler/innen starke gesundheitliche Risiken eingehen. Sie befinden sich immer auf dem Grat zwischen Topform und Verletzung oder Übertraining. Sie halten sich also verstärkt und lange Zeit in der Signalzone auf, knapp an der Grenze zur Krankheitszone. Um dann, nach Saisonende, den Ausgleich zu finden, müssen sie deutlich zur Gegenseite oszillieren, beispielsweise indem sie zwei Wochen Urlaub machen und gar nichts tun. Ob die Oszillation ohne Hilfe von außen, etwa durch Ärzte/innen, Medikamente oder andere Therapien, gelingt, hängt immer auch von den (Kraft-)Reserven des/der Einzelnen ab. Das Körpergefühl, das durch die Pilates-Methode entwickelt wird, gibt Ihnen auch Auskunft darüber, wie hoch Ihre persönliche Kapazität ist.

Oszillation zum Pol Bewegung und Spannung

Die entgegengesetzten Pole Anspannung und Entspannung werden sogar innerhalb einer einzelnen Übungseinheit berührt. Im Unterschied zu vielen traditionellen Sportarten, bei denen eine einzelne Trainingseinheit meist durch die Dominanz von Anspannung gekennzeichnet ist, geschieht der Wechsel von Anspannung und Entspannung bei den Pilates-Übungen bewusst und willkürlich ohne zeitliche Verzögerung: Kräftigungsübungen werden von Dehn- und Lockerungsübungen abgelöst, auf Aktivierungsübungen folgen entspannende Ruhepositionen.

TIPP Signale sehen

Bei Pilates lernen Sie den Wechsel von Anspannung und Entspannung genau kennen. Das hilft Ihnen zu bemerken, wann Sie sich eventuell zu lange in einer der beiden Signalzonen aufhalten.

Auch die Suggestion von außen ist möglich

Haben Sie ein ständiges Verlangen nach Entspannung und Wellness, mag dies ein Ausdruck der natürlichen Oszillation sein, wenn Sie sich beispielsweise zu häufig und zu lange in einer Signalzone befunden haben. Es kann jedoch auch vorkommen, dass Ihr Wunsch nach Entspannung von außen suggeriert wurde. In diesem Fall ist es wahrscheinlich angebracht, zum gegenteiligen Pol zu pendeln, also Anspannung, Bewegung und Belastung zu suchen.

Damit trägt Pilates dazu bei, dass Sie die Merkmale beider Pole gezielt wahrnehmen, Ihre Empfindsamkeit für Anspannung und Entspannung wird geschult. So können Sie das Gelernte auf den Alltag übertragen. Wenn Sie durch regelmäßiges Pilates-Training in die Lage gekommen sind, Anspannung von Entspannung zu unterscheiden, wird Ihnen dies auch im Alltag eine große Hilfe sein.

Sehr starke Schwankungen vermeiden

Schwankungen sind in diesem Gesundheitsmodell wünschenswert und vonnöten, um die Gesundheitszone voll auszunutzen und Ihre Grenzen möglichst nach beiden Seiten hin zu erweitern. Extreme Schwankungen hingegen können zwar hin und wieder toleriert werden, sollten aber auf Dauer nicht Bestandteil Ihres Lebens sein. Das gilt gleichermaßen für beide Pole, wobei wir manchmal dazu neigen, diesen Hinweis nur auf die offensichtliche Anspannung, den Disstress-Pol, zu beziehen. Die Merkmale von extremer Anspannung sind hinlänglich bekannt: Stresshormon-Anstieg, Hyperkinesien (übermäßige Bewegungstätigkeiten), Burn-Out-Syndrom, also völlige Erschöpfung und Antriebslosigkeit, aber auch Bluthochdruck, Herz-Kreislauf-Erkrankungen und vieles mehr. Der dauerhafte Aufenthalt in der entgegengesetzten Signalzone mit zu viel Ruhe, Müßiggang und Entspannung ist jedoch ebenso wenig erstrebenswert.

Es leuchtet ein, dass Sie längeres Verweilen in einer Signalzone möglichst vermeiden sollten, denn dadurch können Sie krank werden.

Effektiv: die Pilates-Oszillation

Pilates ist das perfekte Beispiel für ein oszillierendes Training. Wir vermeiden hier übrigens den üblichen Begriff »Trainingsbelastung«, um darauf hinzuweisen, dass Pilates mehr ist als nur eine Beanspruchung des Körpers mit entsprechenden biologischen Anpassungsreaktionen. Wohlgemerkt: Die gezielte Belastung und Anstrengung der einzelnen Organsysteme wie Herz-Kreislauf und Skelettmuskulatur werden im Oszillationsmodell keineswegs ausgeschlossen, sondern sie sind vielmehr entscheidende Bestandteile. Durch Ausdauertraining beispielsweise wird die notwendige Oszillation zum Pol Belastung-Energieverbrauch bewirkt.

Allerdings liegt bei einer solch funktionalistischen Sichtweise die Gefahr nahe, den Belastungspol zu sehr zu betonen, was unweigerlich zu einem Driften in die Signalzone führen würde. Das Ganze wird eventuell noch potenziert, wenn sich zur sportlichen Belastung in der Freizeit hohe berufliche und familiäre Schwierigkeiten gesellen. Die oftmals erstaunliche Toleranz hoher Belastungen bei bestimmten Personen muss vor dem Hintergrund ihrer Konstitution und ihrer Reserven gesehen werden.

Das Modell optimal für sich nutzen

Pilates ist eine Oszillation im Kleinen. Während eines einzelnen Trainings bewegen Sie sich innerhalb der Gesundheitszone rhythmisch hin und her. Das Pilates-Training ähnelt einem Mikrokosmos, es beinhaltet das rhythmische Wechselspiel zwischen Anspannung und Entspannung, zwischen Halten und Loslassen. Die Übungsflows (siehe Seite 65) sind im Hinblick auf eine optimale Oszillations-Mischung konzipiert. Daher werden Sie keinen absolut einseitigen Flow finden.

Wenn Sie in Ihrem Beruf lange sitzen müssen, brauchen Sie in der Freizeit unbedingt einen körperlichen Ausgleich.

Was Sie jedoch erleben werden, sind Flows, welche die Oszillation verstärkt zu der einen oder der anderen Seite hin ausrichten, wie beispielsweise der Flow für Vielsitzer/innen (siehe Seite 152). Wenn Sie Vielsitzer/in sind, dann ist es wichtig, dass Sie den Gegenpol zur einseitigen Belastung Ihrer Muskulatur und Ihres passiven Bewegungsapparats betonen. Im Vielsitzer/innen-Flow werden deshalb eher dynamische Übungen angeboten. Es würde dem Oszillationsmodell der Gesundheit zuwiderlaufen, einer beruflich überwiegend sitzenden Tätigkeit in der Freizeit mit Halteübungen entgegenzutreten.

Körperbalance: Ernährung und Ausdauertraining

Die Pilates-Übungen sind eine wichtige Säule für eine gesunde Körperbalance und optimales Wohlbefinden. Sie entwickeln und fördern das Gefühl für den Körper, sie sprechen unterentwickelte Sinne an und kräftigen die Skelettmuskulatur. Pilates-Übungen als Allheilmittel zu verkaufen wäre jedoch eine Mogelpackung. Deshalb plädieren wir für einige Ergänzungen. Die wichtigsten, Ausdauertraining und Ernährung, werden hier beschrieben. Weitere Säulen sind z.B. die ergonomische Arbeitsplatzeinrichtung oder das zusätzliche Erlernen einer für Sie geeigneten Entspannungsmethode.

> **TIPP Eine Ausnahme**
>
> Wenn Sie eine neue, schwierige Übung erlernen möchten, sollten Sie unmittelbar davor kein anstrengendes Ausdauertraining durchgeführt haben, denn dadurch steigt das Verletzungsrisiko.

Zusätzliches Ausdauertraining

Aus sportmedizinischer Sicht kann Pilates die motorische Fitness vor allem in den Bereichen Koordination, Kraft und Beweglichkeit verbessern. Der wichtige Herz-Kreislauf-Bereich, die kardiovaskuläre Ausdauer, kommt hingegen zu kurz. Um das Ziel einer »Balanced-Fitness« (H.A. Bloss, 1994) zu erreichen, sollten Sie die Pilates-Übungen mit einem Training der Ausdauer kombinieren. Setzt man ein Minimum voraus, dann müssen Sie natürlich Prioritäten festlegen, nicht zuletzt um eine hohe Motivation zu erhalten. Die Kombination von Pilates-Übungen mit Ausdauertraining, auch unmittelbar hintereinander, ist im Übrigen (fast) problemlos möglich.

Modernes Herz-Kreislauf-Training

Herzfrequenz- und Laktatmessungen, vor einigen Jahren noch dem Spitzensport vorbehalten, finden heutzutage fast überall Anwendung und sind dementsprechend erschwinglich geworden: Pulsuhren sind sogar regelmäßig im Sortiment von Discount-Supermärkten zu finden. Vorsicht jedoch: Diese Geräte messen die Herzfrequenz selten so genau wie ein EKG (Elektrokardiogramm) und geben deshalb manchmal nicht die richtigen Werte an.

Auch preiswerte Markengeräte können die Herzfrequenz ganz korrekt anzeigen. Überlegen Sie sich deshalb gut, ob Sie weitere Funktionen wie Stoppuhr, Fitnesstests, Höhenmesser und ähnliches wirklich benötigen. Falls Sie bisher keine oder nur wenig Erfahrung mit Ausdauertraining haben, kann es sinnvoll sein, einen so genannten Laktatstufentest zu machen. Dieser wird bei fast allen universitären sportmedizinischen Abteilungen, bei privaten Instituten, Fitnesscentern, Laufsportgeschäften sowie bei einigen Kardiologen und Hausärzten angeboten. Mit Hilfe eines solchen Tests können Sie sich vor typischen Fehlern schützen und Ihr Training optimal lenken. Die genaue Steuerung ist nötig, um Überlastungen von Herz und Kreislauf zu vermeiden, die zu Beginn des Ausdauertrainings nicht gerade selten vorkommen.

Bitte beachten Sie: Das Wichtigste an einem Pulsmesser ist, dass er die Herzfrequenz so genau wie möglich misst.

Den fundamentalen Fehler vermeiden

Einer der häufigsten Fehler im Ausdauertraining ist, dass zu intensiv trainiert wird. Körperliche Anstrengung wird nämlich bei sehr starken Belastungen schneller verspürt als bei einer Belastung im optimalen Trainingsbereich. Vorsicht also vor falschen Schlüssen: Viele Einsteiger/innen meinen, ihr Training sei dann besonders gut gewesen, wenn sie sich so richtig ausgepowert haben. Jedoch ist meist das Gegenteil der Fall. Darüber hinaus wird das Trainingsziel, der Auf- und Ausbau der Grundlagenausdauer, verfehlt. Stattdessen wird durch den vermehrten Krafteinsatz die Kraftausdauer, ein Grenzbereich zwischen Ausdauer und Kraft, trainiert. Die vielen positiven Effekte des Ausdauertrainings wie Gewichtsreduzierung, Herz-Kreislauf-Ökonomisierung, Blutdruckregulation und andere werden so nicht oder nur schlecht und verzögert erreicht. Häufiges Training in diesem »roten« Bereich kann außerdem zu einer chronischen Überlastung mit erhöhter Infektionsanfälligkeit, Krankheit und Verletzung führen.

TIPP Laktatmessung

Der Laktatstufentest ist für Einsteiger wie auch für Ausdauersportler geeignet. Er besteht aus verschiedenen, aufeinander folgenden Leistungsstufen. Untrainierte Personen dürfen schon vor der maximalen Anstrengung aufhören. Am Ende jeder Leistungsstufe wird für die Laktatanalyse am Finger etwas Blut entnommen. Der ermittelte Laktatwert ist dann ein guter Indikator dafür, um die Ausdauerleistungsfähigkeit zu beurteilen.

Gute Ergänzung: sanftes Ausdauertraining

Das Ausdauertraining sollte für Gesundheitssportler/innen in erster Linie sanft (moderat) sein. Das heißt, Sie trainieren die allgemeine *aerobe dynamische* Ausdauer, möglichst unter Einsatz vieler Skelettmuskeln wie beispielsweise beim Nordic Walking, beim Skating, Skilanglauf, Rudern, Schwimmen und anderen Sportarten. Gut geeignet sind auch Jogging sowie Radfahren. Hierbei werden in vielen Muskeln die Kraftwerke der Muskelzellen, die Mitochondrien, die wiederum für die Verbrennung von Kohlenhydraten und Fetten verantwortlich sind, verstärkt produziert. Die Muskelfasern brauchen für ihre Arbeit schließlich auch einen »Treibstoff«, und diesen holen sie über die Nährstoffverbrennung in speziellen Zellorganen, den Mitochondrien.

Der anaerobe Trainingsbereich eignet sich nur bedingt für die Ziele des Gesundheitssports und sollte lediglich eine Ergänzung des sanften Trainings sein.

Bei einer nicht mehr moderaten aeroben, sondern *anaeroben* Belastung wird die Substratverbrennung in den Mitochondrien mehr und mehr unterdrückt und eine Gewichtsabnahme unter Umständen erschwert. Kennzeichen einer anaeroben Belastung sind z.B. Laktatwerte von durchschnittlich über 4 mmol/l und Herzfrequenzen von über 85 Prozent der maximalen Herzfrequenz. Außerdem kommt es hier zu einer deutlich verstärkten Atmung.

Wie oft die Ausdauer trainieren?

Das wichtigste Kriterium im Ausdauertraining ist die Belastungshäufigkeit, also die Regelmäßigkeit, erst in zweiter Linie spielen Umfang und Intensität eine Rolle. Die absolute Untergrenze ist nach allen bisherigen Erkenntnissen ein Training mit einem Gesamtumfang von mindestens 60 Minuten in der Woche (vgl. Zintl und Eisenhut, 2001). Es kann auf zwei bis fünf Einheiten verteilt werden.

Wenn Sie sich also von Montag bis Freitag jeden Tag nur zwölf Minuten am Stück bewegen, tun Sie schon etwas für Ihre Ausdauer. Das ist zwar nicht viel, aber es ergeben sich schon gesundheitliche Effekte. Optimal aber ist es, wenn Sie jede Woche drei bis vier Trainingseinheiten von je 45 bis 60 Minuten absolvieren. Ein tägliches Ausdauertraining von 60 Minuten und mehr bringt keine weitere Verbesserung der Herz-Kreislauf-Gesundheit, aber es verbessert die Ausdauerleistung.

Special für Neulinge

Neueinsteiger/innen sollten das wöchentliche Trainingspensum behutsam steigern, um der Gefahr der Überlastung passiver Strukturen des Bewegungsapparats vorzubeugen. Denn nach einer Trainingsbelastung erholen sich unterschiedliche Systeme auch unterschiedlich schnell. Das Herz-Kreislaufsystem und die Skelettmuskulatur regenerieren normalerweise relativ rasch, so dass Sie den Eindruck bekommen könnten, der gesamte Körper sei wieder belastbar. Das gilt jedoch nicht für Gelenke, Knorpel und Sehnen. Die Sehnen stellen oft das schwächste Glied in der Kette dar. Eine der häufigsten Sportverletzungen überhaupt betrifft die Achillessehne, die sich, wie alle Sehnen, an Trainingsbelastungen nur langsam anpassen kann. Der beste vorbeugende Sehnenschutz besteht aus regelmäßigem Stretching und gezielter Kräftigung der betroffenen Muskeln. Das bedeutet, Agonisten und Antagonisten sollten gleichmäßig trainiert werden. Bei den Pilates-Übungen ist das der Fall.

TIPP Richtige Schuhe

Anstelle eines einzigen teuren Paars sollten Sie sich eher zwei Paar günstigere Laufschuhe zulegen, um einer einseitigen Beanspruchung des Bewegungsapparats vorzubeugen. Ebenso wie beim Pulsmesser ist es auch hier nicht notwendig, dass Sie gleich zum kostspieligsten Modell greifen.

Neben dem passenden Schuhwerk spielt die Vermeidung von einseitiger Belastung ebenfalls eine Rolle. Es ist nicht ratsam, die Ausdauer stets nur mit Hilfe einer einzigen Belastungsform wie etwa Jogging zu stärken. Auch wenn Ihnen vielleicht gerade das Joggen besonders Spaß macht, sollten Sie einen abwechslungsreichen Trainingsmix anstreben. Fahren Sie zusätzlich noch Rad, betreiben Sie Walking und Skating. Optimal geeignet für ein »Gesundheits-Crosstraining« sind auch Heim-Fitnessgeräte wie das Rudererergometer und der Stepper (vgl. dazu bes. Bloss, Bloss und Mahler, 2003).

Das geeignete Schuhwerk

Gehen Sie am besten in ein Laufsport-Fachgeschäft, um sich über passende Laufschuhe zu informieren. Es muss nicht immer das neueste Modell sein, denn häufig unterscheidet sich das Vorgängermodell eines Herstellers nur im Hinblick auf das Design von seinem Nachfolger. Sie müssen wissen, dass die Zwischensohle als Herzstück eines Laufschuhs spätestens nach 1500 Kilometern durchgetreten ist. Sie kann die Belastung dann nicht mehr ausreichend dämpfen.

Die alten Turnschuhe aus dem Keller für das wöchentliche Lauftraining zu benutzen ist keine gute Idee.

Die Laufleistung eines Running-Schuhs kann allerdings – je nach Qualität – stark variieren, so dass ein Schuh mitunter bereits deutlich vor einem Laufpensum von 1500 Kilometern ausgewechselt werden sollte. Ähnlich wie bei Autoreifen spielt auch bei Laufschuhen die Beanspruchung eine ziemlich große Rolle. Es ist ein Unterschied, ob Sie Ihre Schuhe nur auf dem Laufband anziehen oder bei Wind und Wetter auch draußen im Freien. Dann nämlich werden sie wesentlich schneller abgenutzt.

Wie anstrengend soll das Training sein?

Der entscheidende Trainingsbereich im Gesundheitssport ist die allgemeine aerobe, dynamische Ausdauer, auch Grundlagenausdauer genannt. Diese wird hauptsächlich in einem Bereich von etwa 60 bis 85 Prozent der Maximalleistung entwickelt. Unterhalb dieses Bereichs sind die Trainingsanpassungen zu gering, oberhalb ist das Risiko der langfristigen Überforderung, des Über- oder Falschtrainings, gegeben. Die Gefahr der Überlastung ist hier größer als der mögliche Nutzen für die Gesundheit.

So berechnen Sie die maximale Herzfrequenz

Die Einteilung der Trainingsbereiche geht von der maximalen Herzfrequenz aus, der willkürlich höchsten erreichbaren Herzschlagzahl. Diese ist individuell verschieden und hängt auch von Alter, Trainingszustand und Muskelmasse ab. Sie kann beispielsweise im Rahmen einer Leistungsdiagnostik in einem sportmedizinischen Institut ermittelt werden. Es gibt Formeln für die Berechnung der Höhe der maximalen Herzfrequenz, z.B. 220 minus Lebensalter – und daraus ableitbar die Höhe der Trainingspulsfrequenz – z.B. 75 Prozent von 180 bei einem 40-Jährigen, also 135. Diese Formeln sind sehr allgemein, so dass Sie nicht erstaunt sein sollten, wenn Sie außerhalb dieses Rasters liegen.

TIPP Fett abbauen

Bei rund 70 Prozent der maximalen Herzfrequenz ist beim Trainierten der Anteil der Fettverbrennung am Gesamtenergieverbrauch am höchsten; um spürbar Fett zu verlieren, müssen hohe Belastungsumfänge ab 90 Minuten realisiert werden.

Auf die innere Stimme hören

Bei ausreichender Trainingserfahrung kann es genügen, das subjektive Belastungsempfinden plus Atmung und Pulsanzeige zu vergleichen. Sie sollten laut Pulsformeln z.B. einen Trainingspuls von 150 haben. Fühlen Sie sich aber bei 170 wohl und können Sie sich noch in ganzen Sätzen unterhalten, dann wären 150 Schläge wahrscheinlich eine zu geringe Belastung für Sie, und die Trainingsanpassungen bleiben möglicherweise aus. Kleben Sie nicht an Pulsvorgaben, hören Sie auf Ihre innere Stimme! Aber vor allem für Ältere ist die Pulsuhr eine unerlässliche Orientierungshilfe.

Die Ernährung – vielseitig und funktional

Neben Pilates-Übungen und Ausdauertraining stellt eine bedarfsgerechte Ernährung die wichtige dritte Säule zur Gesundheitsbalance dar. Natürlich existiert keine auf Pilates bezogene Ernährung, zumal er selbst sich damit nicht beschäftigt hat. Aus unserem Selbstverständnis ist aber gerade diese Säule untrennbar mit seinem funktionellen Anspruch verbunden. Unser Themenschwerpunkt liegt jedoch im Bereich »Gesundheit durch Bewegung«, daher können wir die Ernährung nur kurz behandeln.
Eine angepasste Kost beruht auf mehreren grundlegenden Prinzipien: Sie sollte komplett und funktional sein, Sie also ausreichend mit Nähr-, Vital- und Ballaststoffen versorgen; sie sollte außerdem eine optimale Flüssigkeitsversorgung gewährleisten und dabei möglichst ohne Belastungsstoffe wie Leerkalorien, denaturierte Lebensmittel und Geschmacksverstärker auskommen. Nahrungsmittel, die nach jahreszeitlichen und regionalen Gesichtspunkten ausgesucht werden, sind in aller Regel günstiger und schmackhafter sowie ökologisch korrekt, da sie ohne lange Transportwege auskommen.

»Five a day«

Dieser einfache Slogan, also fünf Portionen Frischobst, Gemüse und Salat mit insgesamt rund 650 Gramm täglich, kann Ihnen helfen, die angeführte Vielseitigkeit in Ihrer täglichen Ernährungsweise zu hinterfragen und zu kontrollieren. Gleichzeitig werden Sie dadurch bedarfsgerecht mit den so genannten sekundären Pflanzenstoffen, vor allem den Karotinoiden und Flavonoiden, versorgt. Durch konsequenten Einbau von frisch gepressten Säften oder Direktsäften erleichtern Sie sich das Erreichen der »Take-five-Vorgabe«.

Eine wirklich schmackhafte Alternative sind selbst zubereitete Obst- und Gemüseshakes, bei deren Kreation Sie Ihrer Fantasie freien Lauf lassen können. Sie werden sehen, das Erfinden neuer Varianten macht viel Spaß. Kombinieren Sie Ihre Drinks mit fettarmer Milch oder Soja-Getränken, geben Sie etwas Honig und Zimt dazu, und schon haben Sie einen leckeren, nahrhaften »Veggie-Shake«, den Sie problemlos auch ein paar Tage im Kühlschrank stehen lassen können. Orientieren Sie sich grundsätzlich an der Ernährungsweise der Asiaten, bei denen nun einmal Getreide und Milchprodukte kaum eine Rolle spielen. Die Verbindung mit einer mediterranen Kost macht Ihre »Methusalem-Diät« komplett.

Ernährungstipps für Ihren Alltag

- **Frühstück:** Weizenkeime, Soja-Crisp, Nüsse, Sonnenblumen-, Kürbis- und Pinienkerne, gepopptes Amaranth, Frischobst, frische Säfte, Naturjoghurt (ohne Gelatine, nicht erhitzt, keine Fruchtzubereitung), fettarme Frischmilch, Bio-Ei.
- **Zwischenmahlzeit:** Nüsse, Feigen, Datteln, frisch gepresste Säfte, Vollkorn-Produkte, hochwertiges Mineralwasser.
- **Hauptmahlzeiten:** Wild, Kaltwasser-Seefisch, Rind-, Kalb- und Schweinefleisch möglichst aus Biobetrieben, die kaum oder gar nicht mit Getreide-Mastfutter aufwarten; zum Braten und Backen Oliven- oder Rapsöl, für kalte Speisen und Salate Walnuss- oder Leinöl.
- **Meiden Sie:** Weißmehl, raffinierten Zucker, gehärtete Fette, Wurst und fetten Käse.

Fetter Fisch und mageres Fleisch

Bis zu zweimal in der Woche sollten fetter Fisch oder mageres Fleisch auf Ihrem Speiseplan stehen. Der Fischkonsum garantiert neben hochwertigem und magerem Eiweiß zusätzlich eine optimale Versorgung mit Jod, Selen, Kupfer, Eisen und Vitamin D sowie vor allem auch mit langkettigen Omega-3-Fettsäuren, auf deren regelmäßige Zufuhr wir angewiesen sind. Sollten Sie ein »Fischmuffel« sein oder die Schadstoffbelastung der Meeresfrüchte aus gesundheitlichen Gründen meiden wollen, so können Sie alternativ und unbedenklich auf Omega-3-Konzentrate aus der Apotheke oder dem Reformhaus zurückgreifen. Sie sind in Pulverform verfügbar. Sie schmecken gut und vor allem nicht nach Fisch. Unserer Ansicht nach ist das eine der wenigen sinnvollen Nahrungsmittel-Ergänzungen.

Die 10 goldenen Regeln

1. Die axiale Verlängerung

Eine korrekte axiale Verlängerung der Wirbelsäule ist die essentielle Requisite des Pilates-Programms: Das Steißbein zieht nach unten, der Scheitel nach oben. Das Prinzip der axialen Verlängerung bedeutet, dass der Körper in jedem Moment der Vorbereitung und des Bewegungsablaufs gedanklich und psychisch auseinander gezogen wird. Die natürlichen Schwingungen unserer Wirbelsäule sind die Basis einer spannungsfreien Haltung. Auf Bewegungsmonotonie und körperliche sowie seelische Belastungen in Alltag und Beruf reagiert die Muskulatur nicht selten mit Verspannung. Belastende Fehl- und Schonhaltungen sind die Konsequenz. Im Pilates-Training wächst der Körper mit jedem Moment in die Länge.

So ist Ihre axiale Verlängerung korrekt:
Sie balancieren Ihren Kopf wie eine wertvolle Schale senkrecht auf der Wirbelsäule. Ihre beiden Schultern ruhen entspannt auf dem Oberkörper. Der Schultergürtel befindet sich senkrecht über dem Becken. Ihre Wirbelsäule ist in der natürlichen »Doppel-S-Schwingung« aufgerichtet und stabilisiert, das Becken in der neutralen Position. Beide Knie zeigen in Richtung 2. Zehe und sind gestreckt. Ihr Körpergewicht ist gleichmäßig auf beide Fußsohlen jeweils auf drei Punkte verteilt (Großzeh- und Kleinzehballen sowie Ferse).
Visualisieren Sie einen goldenen Faden, der Ihren Hinterkopf wie den einer Marionette nach oben zieht.

2. Das neutrale Becken

Der Begriff »neutrales Becken« meint eine mittlere Position des Beckens zwischen maximaler Aufrichtung und maximaler Neigung. Die neutrale Beckenposition ist die Voraussetzung und die Schlüsselstelle für eine spannungsfrei aufgerichtete Wirbelsäule, also gewissermaßen die Sprungfeder der Körperachse. Die natürlichen Schwingungen der Wirbelsäule sind die Basis für die Aufrichtung, die Stabilisation und die Stoßabfederung. Jede Abweichung und Verstärkung der Krümmungen hat negative Folgen auf die Funktionen der inneren Körperachse. Hier liegt eine der wichtigsten Abwandlungen des modernen Pilates-Trainings. Die von Pilates und anderen Trainingsformen empfohlene Abflachung der Wirbelsäule ist aus heutiger Sicht der Trainingslehre und Physiotherapie eine Fehlbelastung der Wirbelsäule.

So ist Ihr Becken neutral: Anatomisch betrachtet sind in der Pilates-Grundposition in Rückenlage (siehe Seite 76) das Schambein und beide Beckenkammknochen in einer horizontalen Ebene. Gleichzeitig befindet sich das Kreuzbein auf dem höchsten Punkt, die Rückseite des Brustkorbs liegt auf. Sie können unter der Lendenwirbelsäule Ihr individuelles Luftkissen wahrnehmen. Das Beckendreieck ist im Stehen, im Sitzen und in Seitenlage jeweils in einer senkrechten Position und die Wirbelsäule in der axialen Verlängerung. Nutzen Sie Ihre Hände, um dies zu kontrollieren.

Visualisieren Sie Ihr Becken als eine wertvolle Schale, die immer ausbalanciert ist.

3. Die Wirbelsäulen-Artikulation

Die Wirbelsäule hat zwei wichtige Hauptfunktionen: die stabile Aufrichtung und eine angepasste Beweglichkeit. Haltungsgewohnheiten und wiederkehrende Schmerzen sind nicht selten Ursache für mangelnde Mobilität und lassen aus der lebendigen inneren Achse eine starre Säule werden. Die Pilates-Methode ermöglicht die segmentale Beweglichkeit und das aktive Erleben von Bewegungsabläufen. Das Grundprinzip, Wirbel für Wirbel auf- und abzurollen, mobilisiert die Wirbelsäule und die Facettengelenke über die gesamte Länge; es kann Blockaden lösen, es dehnt und lockert auch verkürzte und verspannte Rückenmuskeln. Die segmentale Bewegung erfordert den Einsatz der gesamten Rumpfmuskulatur und stimuliert die Tiefenmuskulatur.

Bewegen Sie die Wirbelsäule wie eine Perlenkette, bei der Sie Perle für Perle auf ein Samtkissen legen.

4. Die C-Kurve

Pilates schult die kontrollierte und muskulär geführte Beweglichkeit der Wirbelsäule. Im Mittelpunkt der Mattenübungen steht die Stabilisation des Rumpfes. Von hier wird jede Bewegung initiiert, um die Wirbelsäule im größtmöglichen Radius zu bewegen. Das klassische »C« der Pilates-Methode beginnt also mit der Aktivität der Kernmuskulatur, die den unteren Rücken beugt und damit die Rückenmuskulatur in diesem Bereich dehnt. Konzentration und muskuläre Führung sind vollständig auf den in dieser Richtung unbeweglichsten und empfindlichsten Teil gerichtet. Der mittlere und obere Bereich folgt dem unteren Rücken in einem harmonischen Bogen.

Beugen Sie die Wirbelsäule aus der inneren Kraft in einem harmonischen Halbmond.

5. Den Bauchnabel nach innen und oben saugen

Dieser wohl häufigsten Anweisung des Pilates-Trainings liegt die Erkenntnis zu Grunde, dass der Rücken die größte Schwachstelle des Körpers ist. Deshalb benötigt er einen Schutz, einen »Girdle of Strength« (Kraftgürtel). Jeder Bewegungsablauf wird vorbereitet durch die Aktivierung dieses schützenden Gürtels. Wenn Sie den Bauchnabel nach innen und oben »zum Herzen saugen«, lösen Sie gleichzeitig eine Kontraktion der Muskeln des Körperzentrums aus (siehe Seite 54). So entstehen die eleganten Bewegungen, Rückenbeschwerden wird vorgebeugt. Die Aufforderung, den Bauchnabel zur Wirbelsäule zu ziehen löst die neutrale Beckenposition auf. Sie nutzen diese Anweisung also nur, wenn Sie tatsächlich die Wirbelsäule beugen sollen.

Stellen Sie sich vor, Sie tragen eine Jeans, die ein wenig zu eng ist. Um Reißverschluss und Knopf schließen zu können, saugen Sie den Bauchnabel nach innen und oben.

6. Die achsengerechte Belastung des Körpers

Die optimale Ausrichtung des Körpers verbessert das Körpergefühl, die Balance und die Qualität der Bewegungsführung. Indem Sie während der Bewegungsabläufe die achsengerechte Belastung der Gelenke überprüfen, minimieren Sie die Belastung der Kraftlinien, Sie verhindern Fehlhaltungen und Ausweichbewegungen und trainieren das Zusammenspiel Ihrer Muskulatur in idealer Weise.

Stellen Sie sich jede Bewegung erst einmal vor. Je präziser Ihr Bild von der Bewegung ist, umso genauer wird die Ausführung.

7. Integration von Becken, Brustkorb und Kopf

Im Pilates-Traininssystem werden alle beschrieben Prinzipien (siehe Seite 50) konsequent integriert, so dass es stets einen körperlichen und mentalen Fokus umzusetzen gilt. Die konsequente muskuläre Verbindung der unteren Rippenbögen mit dem Beckenkamm ermöglicht dynamische Bewegungen mit einer geschützten Lendenwirbelsäule und verhindert eine belastende Verstärkung der Schwingung des unteren Rückens. Diese Zentrierung und Körperausrichtung bedeuten für den Alltag einen Schutz vor Überlastung und Fehlhaltungen, sie verbessern die Bewegungsqualität.

Durch die Verbindung von Rippen und Becken und durch die Ausrichtung des gesamten Körpers steigern Sie Ihre individuelle Flexibilität im natürlichen Rahmen.

8. Die Trainingsmittel

Für die Übungen in diesem Buch benötigen Sie keine zusätzlichen Geräte, so dass Sie sich ganz auf Ihren Körper konzentrieren können. Klassische Pilates-Kleingeräte wie ABS-Power-Bälle, Spirit-Bälle, Pilates-Roller, Circles und Therabänder können allerdings Ihr Pilates-Training bereichern. Sie verändern Hebelwirkungen und variieren das Repertoire. Um mit dem Training zu beginnen, benötigen Sie zunächst nur eine stabile Matte, die fest genug ist, um Ihren Rücken bei den Rollbewegungen zu unterstützen.

Bei bestimmten Übungen können Sie ein Handtuch als Unterlage für den Kopf verwenden, es ist aber nicht unbedingt notwendig.

9. Ort, Zeit und Kleidung

Pilates lässt sich auf engstem Raum praktizieren, sofern Sie sich nach allen Richtungen bewegen können. Sie sollten an Ihrem Übungsplatz durch einige wenige Handgriffe eine geeignete Atmosphäre schaffen können, um damit den Alltag vom Pilates-Training zu trennen. Es reicht schon, wenn Sie die Vorhänge zuziehen, eine Duftlampe anzünden und die für das Training vorgesehene Kleidung tragen. Diese sollte Ihre Bewegungen nicht einschränken und weder zu leicht noch zu dick sein, so dass sie eine genaue Beurteilung Ihrer Bewegungen zulässt. Schuhe sind eher hinderlich. Es macht kaum einen Unterschied, ob Sie morgens, mittags, abends oder nachts aktiv werden. Zwar kennt der menschliche Organismus Leistungshochs und -tiefs, aber diese lassen sich durch regelmäßige Übung herauftrainieren.

Falls Sie tatsächlich noch eine Ausrede suchen, sich vom Pilates-Fieber anstecken zu lassen, müssen wir Sie enttäuschen: Auch die »Schwankungen des Biorhythmus« eignen sich dafür überhaupt nicht.

10. Bei Krankheit nicht trainieren

Auch Pilates ist aus sportmedizinischer Sicht zunächst eine Belastung für den Organismus, die kompensiert werden muss. Im geschwächten körperlichen Zustand kann das Training ein wenig zu viel sein, so dass Krankheit und/oder verzögerte Erholung möglicherweise die Folge sind. Bei gesundheitlichen Beeinträchtigungen wie etwa Husten, Schnupfen, Heiserkeit oder gar bei Krankheit sollten Sie unbedingt pausieren! Auch nach Alkoholkonsum, Zigarettenmissbrauch, Einnahme von Schmerzmitteln und anderen besser nicht trainieren.

Wenn Sie krank sind, dann machen Sie bitte keine Pilates-Übungen.

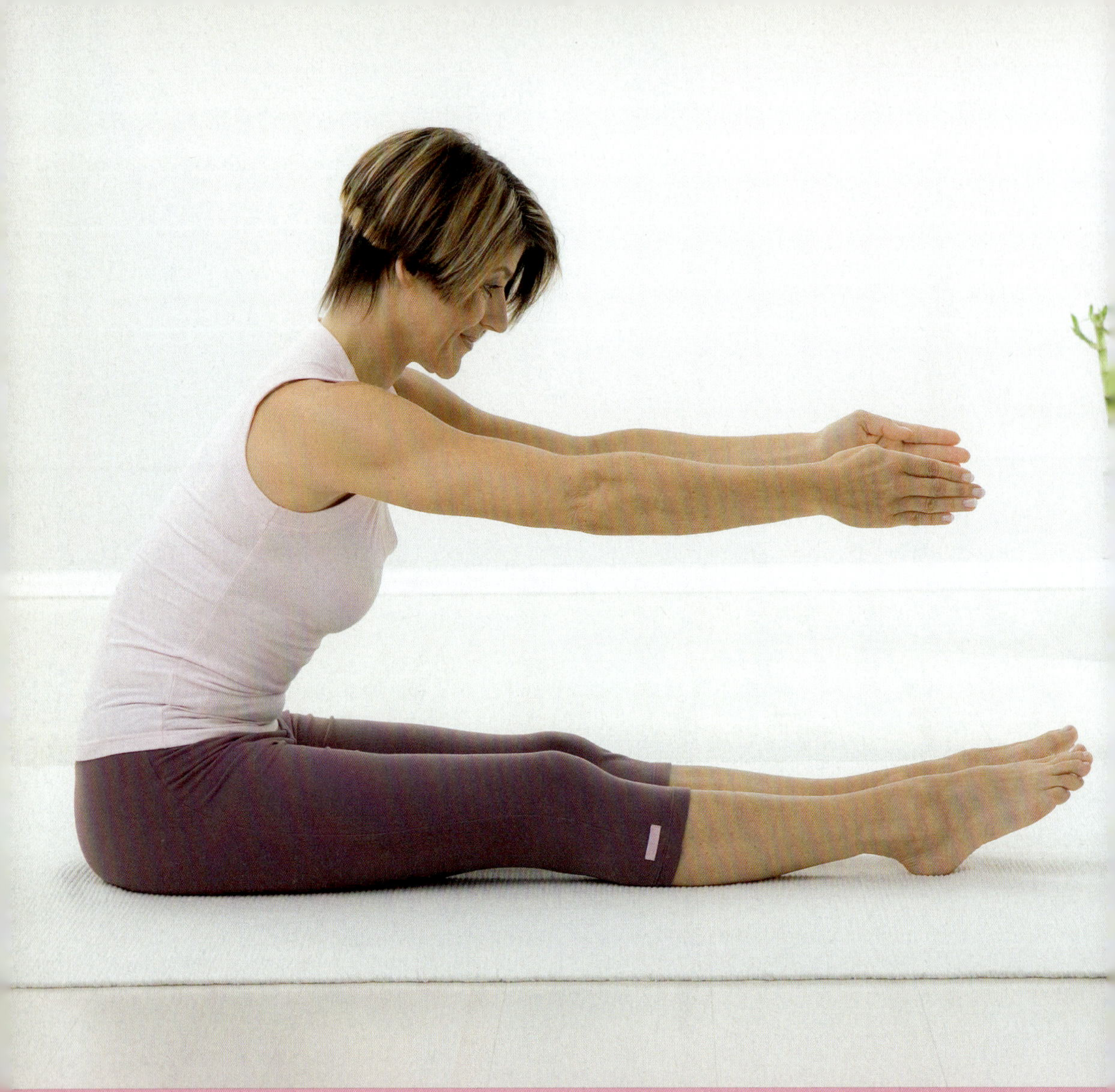

KAPITEL 3

Pilates

Die sechs Prinzipien

Kraft aus der Mitte

Was unterscheidet das Pilates-Training von anderen Gymnastik-Formen? Pilates liegen sechs Prinzipien zugrunde. Es dominieren die Ganzköper-übungen, die Kraft aus der Mitte spielt eine zentrale Rolle. Dadurch grenzt sich Pilates stark ab von anderen Workouts, die auch mit halber Konzentration durchgeführt werden dürfen. Gerade die Verbindung der Übungen mit bestimmenden Prinzipien macht den besonderen Reiz der Pilates-Methode aus.

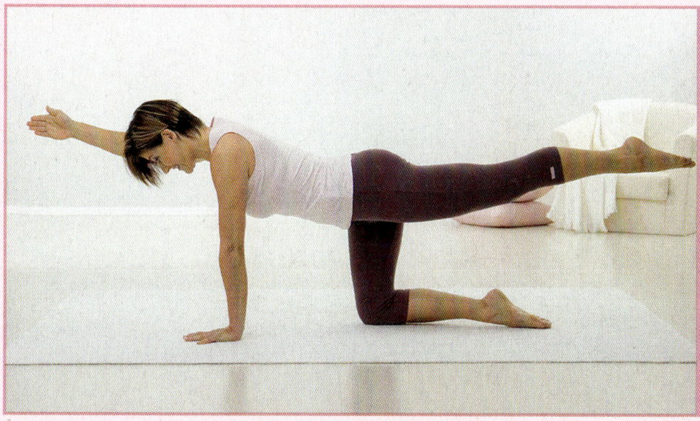

3

Pilates braucht keine Ablenkung

Das Ausdauertraining auf Heimtrainern und das Krafttraining an Geräten beispielsweise empfinden viele als langweilig. So gestalten sie ihr Fitnessprogramm durch Fernsehen oder Musikhören nebenbei kurzweiliger, das Üben ist nicht mehr so monoton. Pilates jedoch braucht keine Ablenkung, es ist spannend genug, denn jede langsame, bewusst ausgeführte Bewegung findet auch im Geist statt und geht mit einem angenehmen Körpererleben einher.

Pilates entwarf in weiser Voraussicht eine Reihe von Bedingungen, die erfüllt sein müssen, damit eine Übungsreihe tatsächlich Pilates ist.

Mit Prinzipien wie Konzentration, Bewegungskontrolle und Atmung stellte Pilates sicher, dass man sich ausschließlich mit der Übungsausführung und mit sich selbst beschäftigt. Denn die Konzentration auf jede noch so kleine Bewegung und die präzise Ausführung sind wesentlich.

Motivation ist alles

Pilates formulierte ursprünglich sechs Prinzipien, die heutzutage durch weitere wie beispielsweise die Intuition ergänzt werden. Wir sind der Ansicht, dass es wichtiger ist, den Prinzipien eine notwendige Bedingung voranzustellen, die den Schlüssel zu einem erfolgreichen Pilates-Training darstellt, nämlich die Motivation.
Es ist ein alter Hut: Ein ständig gleich bleibendes Trainingsprogramm führt auf längere Sicht zu Leistungs- und Motivationsstagnation. Aus diesem Grund haben wir uns in diesem Punkt bewusst gegen die klassischen Pilates-Empfehlungen entschieden. Denn das würde sonst bedeuten, immer

Oberflächliches Üben stört die Gesundheitsbalance

Joseph Pilates erkannte, dass aufgrund der scheinbar leichten Beherrschbarkeit seiner Übungen die Gefahr nahe lag, diese oberflächlich und schnell zu machen. Dadurch würden die Effektivität der Übungen rapide ab- und die Verletzungsgefahr zunehmen. Der Körper ist für Pilates ein geschlossenes System, jede Abweichung oder Verschiebung einzelner Teile kann die Balance stören und zu Erkrankungen führen.

wieder dieselben 38 Original-Übungen aneinanderzureihen, wie das im klassischen Pilates getan wird. Unsere Empfehlungen greifen zwar zum Teil auch auf die klassischen Übungen zurück, sie orientieren sich aber an aktuellen Erkenntnissen der Sportwissenschaft und Physiotherapie.
Diese Empfehlungen sind allerdings als Anstoß für den Aufbau einer wirklichen, ernsthaften Pilates-Motivation gedacht, denn wir wollen Sie gerne auf lange Sicht für Pilates begeistern. Das gelingt jedoch nur, wenn Ihre Motivation auf Pilates an sich bezogen ist. Ihr Interesse dafür ist sicher von außen geweckt worden, vielleicht durch Freunde oder aufgrund eines Zeitschriften-Artikels. Es ist aber wichtig, dass Ihre Begeisterung von innen kommt, genauso wie Ihre Kraft von innen nach außen fließen sollte.

Bewegungsfreude als Antriebskraft

Unsere so genannten Übungs-Flows sind dadurch gekennzeichnet, dass sie zielgruppenspezifisch wirken. Eine Übung ist beispielsweise besonders für Vielsitzer/innen geeignet (siehe Seite 152). Aber auch die Freude an der Bewegung spielt eine große Rolle, denn was nützt das beste Programm, wenn dabei der Spaß zu kurz kommt?

Wir legen Ihnen nahe, dass Sie Ihr Übungsprogramm variieren, bevor die Motivation abzusinken droht.

Sie machen das Relax-Programm hauptsächlich, um abends gut abschalten zu können? Das ist gut so, aber Sie sollten auch durchaus einmal andere Flows probieren, z.B. das für Vielsteher/innen (siehe Seite 154), auch wenn Sie nicht viel stehen müssen. Die Auswahl der Flows muss nicht immer mit Ihren persönlichen Zielen übereinstimmen.
Sehen Sie die Übungen nicht als notwendiges Übel an, sondern verankern Sie diese als schöne Abwechslung fest in Ihrem Alltag. Trainieren Sie dazu eine Zeit lang strikt anhand eines Trainingsplans und unterbrechen Sie diese Monotonie dann ganz gezielt einmal durch ein reines Lust-Training. Welche Übungen mögen Sie gerne? Belohnen Sie sich, indem Sie nach dem Pflichtprogramm ein paar Ihrer Lieblings-Übungen machen. Diese Art der Belohnung stammt aus der Verhaltenspsychologie und garantiert eine starke, lang anhaltende Pilates-Motivation. Auch wenn Sie kein/e Ausdauersportlern/in sind, können Sie natürlich das Programm für Fitnesssportler/innen (siehe Seite 155) machen. Es bringt Ihnen in jedem Fall einen positiven Effekt. Hierbei werden alle Muskelgruppen ganzheitlich trainiert sowie die korrekten Bewegungsabläufe geschult.

Das Prinzip »Konzentration«

»Es ist für mich schwer, über Gymnastik zu sprechen, weil das Ziel meiner Arbeit nicht in der Erlernung bestimmter Bewegungen liegt, sondern in der Erreichung von Konzentration. Nur von der Konzentration her kann ein tadelloses Funktionieren des körperlichen Apparats im Zusammenhang mit dem geistigen und seelischen Leben erreicht werden.« (Gindler, 1926, zit. n. Diem, 1991). Dieser Leitspruch stammt zwar nicht von Joseph Pilates, sondern von seiner Zeitgenossin Elsa Gindler, aber er bringt seine Sicht zum Ausdruck, dass die Gymnastik und ihre Systeme eine Gegenbewegung zu mechanisch wirkenden Drill-Übungen sein sollen.

Das Prinzip der Konzentration hängt eng mit der Motivation zusammen, Pilates zu einem Teil des Lebens zu machen. Über dieses zentrale Prinzip wird die Mind-Body-Verbindung geschaffen. Sie sollten versuchen, Ihr Pilates-Training als ein Refugium zu sehen, in das Sie sich jederzeit zurückziehen können, beispielsweise nach einem harten Arbeitstag, nach einer schlaflosen Nacht oder nach schweren beruflichen und privaten Belastungen.

Konzentration heißt Entspannung

Wenn Sie sich hauptsächlich auf die harmonische Atmung und auf den genauen Bewegungsablauf konzentrieren, schulen Sie Ihr kinästhetisches Empfinden, Ihren Bewegungssinn. Mit zunehmender Erfahrung können die Bewegungen automatisiert ausgeführt werden, mit weniger Konzentration als zu Beginn. Das sollten Sie jedoch nicht als negativ ansehen, sondern es zeigt vielmehr das erreichte (hohe) Niveau des motorischen Lernprozesses an. Die Wahrnehmungslenkung bleibt auch auf dieser Stufe weiterhin ein Merkmal des Pilates-Trainings, nur werden jetzt andere, feinere Punkte bedeutsam.

TIPP **Super relaxt**

Die Konzentration auf das Wesentliche sorgt übrigens ganz automatisch für Entspannung und kann sogar zu einem Flow oder »Loss-of-ego-Erlebnis« führen und meditativen Zuständen sehr nahe kommen.

Einige hilfreiche Fragen

Die Lenkung der Wahrnehmung auf das Körperliche ist eine wohltuende Abwechslung zu den vielen visuellen Reizen, die wir ansonsten gewohnt sind. Das lässt sich verstärken, indem Sie die Aufmerksamkeit zu Beginn – später wird Ihnen das in Fleisch und Blut übergehen – auf die kinästhetischen Sinneseindrücke lenken: Wie stark

ist mein Powerhouse (siehe Seite 54) angespannt? Wird die Spannung im Verlauf der Übung stärker, wann wird sie schwächer? Sind meine Schultern entspannt? Kann ich flüssig atmen oder stockt der Atem an einer Stelle? Ist mein Becken neutral, aufgerichtet oder ist es gekippt?
Die Fragen helfen Ihnen, den körperlichen Äußerungen und Empfindungen ganz bewusst Aufmerksamkeit zu schenken. Sonst gelangt der Körper in die bewusste Wahrnehmung meist nur, wenn er Schwäche zeigt, krank oder verletzt ist. Insbesondere Männer sollten lernen, ihre häufig instrumentelle Einstellung zum Körper zu verändern und dessen Signale richtig zu deuten.

Die Prinzipien »Präzision« und »Kontrolle«

Es ist nicht erstaunlich, dass ein Perfektionist wie Joseph Pilates »Präzision« und »Kontrolle« zu seinen Prinzipien erhob. Was wir heute in Anerkennung seiner Leistung als »Pilates« bezeichnen, nannte er selbst »Contrology«, die Lehre und Kunst der Kontrolle. Entscheidendes Kriterium ist die »internale« Kontrolle, das heißt die kontrollierte Aktivierung des Powerhouse, einer Gruppe von Rumpfmuskeln (siehe Seite 54), in Verbindung mit einer neutralen Beckenhaltung. Auf die wichtigsten Punkte weisen wir im »Fokus« hin. Sobald es Ihnen gelingt, eine Übung mit aktiviertem Powerhouse und neutraler Beckenposition unter Beachtung der Hinweise im Fokus auszuführen, haben Sie die beiden Prinzipien »Präzision« und »Kontrolle« gemeistert.

Sie sollten erst dann eine fortgeschrittene Variante in Angriff nehmen, wenn es Ihnen gelingt, die Übung kontrolliert und präzise auszuführen.

Die Bewegung steuern können

Die Übungsausführung sieht vielleicht noch nicht ganz so elegant und ästhetisch aus wie auf unseren Übungsfotos, aber eine Originalkopie ist sowieso nicht zwingend nötig, da Sie ja ganz andere anatomische Voraussetzungen und Körpererfahrungen haben.

TIPP **Vorstellungen**

Um Ihnen die Bewegungsvorstellung zu erleichtern, haben wir für jede Übung eine »Visualisierung« eingefügt. Versuchen Sie, sich die jeweiligen Bilder so deutlich wie möglich vorzustellen und einzuprägen.

> **TIPP Selbst korrigieren**
> Sie können sich auch selbst sehr gut kontrollieren und korrigieren; dazu ist allerdings ein bisschen Aufwand nötig. Lassen Sie eine Videokamera mitlaufen und vergleichen Sie das Ergebnis hinterher mit Ihrer Bewegungsvorstellung.

Die Kontrolle, ob Ihnen die Übungsausführung tatsächlich optimal gelingt, übernimmt im Zweifelsfall am besten ein/e Pilates-Lehrer/in oder ein in Pilates erfahrener Bekannter. Kontrolle bedeutet weiterhin, dass Sie jederzeit das Gefühl haben sollten, die Bewegung steuern zu können. Das entspricht dem Prinzip Ross und Reiter: Zu Beginn fühlt man sich auf dem Pferd ein wenig hilflos und machtlos, mit zunehmender Erfahrung jedoch erlangt man mehr Sicherheit und Vertrauen im Umgang mit dem Tier, bis man schließlich das Gefühl hat, es in allen Situationen zu beherrschen.
Das ist selbstverständlich ein Trugschluss, da das Pferd keine Maschine ist. Genauso wird es Ihnen mit Pilates ergehen: Am Anfang ist es nicht so sehr ihre neuromuskuläre Koordination, welche die Bewegung steuert, sondern das Zusammenspiel aus selbst generierten Beschleunigungen einzelner Körperteile und deren Verhalten zu Kräften wie beispielsweise der Schwerkraft. Aufgrund mangelnder Körpererfahrung wirkt die Bewegung zu Beginn kantig, unrund, in bestimmten Phasen zu schnell und in anderen zu langsam.

Ständiges Üben bringt Fortschritte

Die Koordination der passenden Muskelanspannungen und -entspannungen lässt sich nur durch ständiges Üben verbessern. Seien Sie also nicht enttäuscht, wenn Ihnen dies nicht auf Anhieb gelingt. Da auch der menschliche Körper keine Maschine ist, werden Sie mit wachsender Übungserfahrung und zunehmender körperlicher Sensibilität feststellen, dass es immer wieder Bewegungsnuancen gibt, die das Training spannend machen. An einigen Stellen hakt es vielleicht ein wenig, oder eine andere Bewegungsphase gelingt plötzlich spielerisch leicht. Aus diesem Grund bieten wir Übungssteigerungen an, die jeweils einem bestimmten motorischen Niveau entsprechen.
Verfolgen Sie konsequent die Devise »weniger ist mehr«. Indem Sie langsam, präzise und konzentriert einfache Pilates-Übungen und Sequenzen wiederholen, verbessern Sie kontinuierlich die Qualität Ihrer Bewegungsführung. Sie ökonomisieren den Einsatz von Kraft und Energie und schulen Ihr Körpergefühl, wodurch später athletische und teilweise akrobatische Pilates-Übungen mit Leichtigkeit und Grazie fließen werden.

Das Prinzip »Bewegungsfluss«

Im Gegensatz zum allgemeinen Credo des Sports, überall mehr erreichen zu wollen, hat im Pilates-Training die Qualität der Übungen Vorrang. Das Prinzip »Bewegungsfluss« macht den Unterschied zu rein funktionellen Gymnastikübungen ganz besonders deutlich. Die Bewegungen sind flüssig und fließend, sie kommen also ohne jegliche Pausen aus. Dadurch entfallen diejenigen Phasen, in denen die Muskulatur isometrisch, das heißt haltend, kontrahiert werden müsste.

Bei traditionellen Kräftigungsübungen an Fitness-Geräten wie der Beinpresse ist es manchmal nötig, nach einigen Wiederholungen kurz in der Ausgangsposition zu pausieren und verstärkt Luft zu holen. Dadurch können die Energiespeicher in den Muskeln wieder ein wenig aufgefüllt werden, um dann mit letzter Anstrengung und eventueller Pressatmung die letzte Wiederholung zu schaffen. Die möglichen gesundheitsschädigenden Folgen der Pressatmung werden dabei bewusst oder unbewusst in Kauf genommen.

Im Pilates-Training wird es jedoch niemals so weit kommen, da der Bewegungsfluss nicht unterbrochen werden darf. Gerät dieser doch einmal ins Stocken, ist das ein untrügliches Zeichen dafür, dass Sie die Übung beenden und zur nächsten übergehen sollen.

Die Eleganz flüssiger Bewegungen

Bewegungsfluss bedeutet, Muskelanspannung und -entspannung so aufeinander abzustimmen, dass die gesamte Bewegung vollkommen harmonisch und gleichmäßig aussieht. Ist eine Bewegung im Fluss, empfinden wir sie als anmutig und graziös. Gerade der Bewegungsfluss stellt den Unterschied zwischen Pilates und anderen Trainingsmethoden dar. Hier geht eine Bewegung in die andere über, das fördert sowohl Ihre innere als auch Ihre äußere Balance.

Der von außen sichtbare Bewegungsfluss im Pilates entspricht der optimalen Kopplung von Körperteilbewegungen im Innern. Die Muskelaktionen müssen nämlich untereinander fein abgestimmt werden, wobei die Bewegung zu Beginn sicherlich noch relativ grob aussehen wird. Im Laufe der Zeit allerdings, durch Übung und wachsende Erfahrung, wird sie immer mehr verfeinert.

Der Bewegungsfluss dient der Harmonisierung und Feinabstimmung des muskulären Zusammenspiels. Das verdeutlicht den Unterschied zur funktionellen Gymnastik.

Das Prinzip »Zentrierung«

Voraussetzung für alle aktivierenden Übungen ist die »Zentrierung«, was laut Joseph Pilates bedeutet, dass die Bewegung aus einer starken Mitte fließt. Zentrierung heißt, den Bewegungsansatz aus dem Rumpf heraus erfolgen zu lassen. Deshalb ist eine der ersten Aktionen immer die Kontraktion des Powerhouse. Alle Bewegungen fließen von innen nach außen und lenken dadurch die Aufmerksamkeit auf das Kraftzentrum.

Die lokalen Stabilisatoren sind Muskeln mit einer relativ kurzen Faserlänge, die direkt an der Wirbelsäule entspringen und dort auch wieder ansetzen.

Im traditionellen Krafttraining gibt es eine Vielzahl von Geräten zur Stärkung der Extremitäten, wobei die Rumpfmuskulatur leider oft vernachlässigt wird. Pilates sorgt für einen Bewusstseinswandel: Das Kraftzentrum rückt in den Vordergrund und ist Ausgangspunkt jeglicher Bewegung.

Wichtige Muskelgruppe: das Powerhouse

Der Begriff Powerhouse geht auf Pilates zurück und meint eine Gruppe von Rumpfmuskeln, die funktionell zusammenhängen und im Zentrum seiner gesamten Philosophie stehen. Das Powerhouse wird auch als lokales Muskelsystem bezeichnet und damit vom globalen System abgegrenzt, das vorrangig aus großen Bewegungsmuskeln wie beispielsweise dem breiten Rückenmuskel oder dem Kapuzenmuskel besteht und nur indirekt Rumpf stabilisierend wirkt. Das Powerhouse, das oft als »Kraftzentrum« oder »Kraftgürtel« (Girdle of Strength) bezeichnet wird, bilden der quer verlaufende und tiefste Bauchmuskel (M. transversus abdominis), die schräg verlaufende Bauchmuskulatur (Mm. Obliquus externus und internus abdominis), der Beckenboden und die tief liegende Rückenmuskulatur (M. multifidus).

Der viel gefiederte Muskel (M. multifidus) verdeutlicht die Wirkungsweise des lokalen Muskelsystems. Er ist für die Stabilisation fast der gesamten Wirbelsäule zuständig, seine Muskelbündel ziehen vom Kreuzbein bis zum zweiten Halswirbel

TIPP Starker Rücken

Das lokale Muskelsystem ist über seine so genannten lokalen Stabilisatoren direkt für die Rumpfstabilisation und damit für einen wichtigen Aspekt bei der Vermeidung von Rückenschmerzen verantwortlich.

über zwei bis vier Wirbel hinweg immer wieder von außen (Querfortsätze) nach schräg oben zu den Dornfortsätzen, wodurch sie mehrere Bewegungssegmente stabilisieren und die Wirbelsäule schützen.

Äußerst wirksame Muskelarbeit

Bei den Pilates-Übungen muss das Powerhouse Haltearbeit verrichten, die Muskeln kontrahieren ohne deutlichen Bewegungsausschlag. Diese Form der Muskelarbeit entspricht der natürlichen Funktion der Bauch- und Rückenmuskeln, denn sie sind Haltemuskeln, im Gegensatz zu den typischen Bewegungsmuskeln wie der Extremitätenmuskulatur an Armen und Beinen. Diese Art der Muskelarbeit ist außerdem höchst effektiv. Das Powerhouse wird durch Pilates schneller gekräftigt als durch andere Trainingsformen.

Das Prinzip »Atmung«

Die Atmung wird grundsätzlich besonders im Brust- und Bauchraum sichtbar. Bei den meisten Menschen dominiert eine der beiden Formen, die sich jedoch nicht klar voneinander unterscheiden lassen. Aus Verständnisgründen ist die analytische Trennung allerdings wichtig. Bei der Bauchatmung übt das Zwerchfell, der Hauptatemmuskel, in der Phase der Ausatmung einen Sog auf die Beckenbodenmuskulatur aus, was als entspannend empfunden wird. Bei der Einatmung senkt sich das Zwerchfell, es vergrößert das Volumen innerhalb des Brustkorbs. Die Zwerchfellkontraktion ist leicht an der Bauchwölbung erkennbar, aber sie sollte streng genommen nach allen Seiten spürbar sein. Bei der Ausatmung erschlafft das Zwerchfell, es wird dadurch nach oben verschoben; die Bauchmuskeln kontrahieren und das Volumen innerhalb des Brustkorbs wird kleiner. Die Ausatmung kann durch einen erhöhten Bauchmuskeleinsatz verstärkt werden.
Damit Sie sich die Zwerchfellbewegung bewusst machen, können Sie ein elastisches Band eng um Ihre Taille binden. Konzentrieren Sie sich darauf, es mit jeder Einatmung in alle Richtungen zu dehnen.

Mit der Bauchatmung relaxen

Wenn Sie entspannen wollen, können Sie die Bauchatmung praktizieren, z.B. in der *Relaxation Position* (siehe Seite 76). Das entscheidende Kriterium für eine entspannende Atmung ist, dass sie bewusst wahrgenommen wird.

Betonen Sie die einzelnen Phasen: Einatmen – PAUSE – verlängertes Ausatmen – PAUSE – Einatmen und so weiter.

Dadurch erfolgt eine Abgrenzung zur automatisierten Alltags-Atmung. Versuchen Sie, die Atemfrequenz von normalerweise 12 bis 16 Zügen pro Minute zu verringern, indem Sie die Atemtiefe erhöhen.

Atemtiefe und Atemfrequenz verweisen auf den Zustand unseres vegetativen Nervensystems. Umgekehrt lässt sich über die Atemtätigkeit Einfluss auf die psycho-mentale Verfassung nehmen. So wirkt eine bewusste Bauchatmung emotional und muskulär entspannend und eignet sich besonders für alle, die Schwierigkeiten mit bildhaften Vorstellungen haben.

Dreidimensional: die Brustkorbatmung

Da bei der Übungsausführung das Powerhouse aktiviert sein muss, ist es nicht möglich, hierbei genauso zu atmen wie in entspannter Lage. Dieses Problem umgehen Sie durch eine Brustkorbatmung, bei der sich der Rippenbogen spürbar dreidimensional in alle Richtungen hebt und senkt. Die Brustkorbatmung ermöglicht eine gezielte Zentrierung der Kraft in die Körpermitte bei gleichzeitig entspanntem Schultergürtel.

Beim Einatmen wird außerdem durch die dreidimensionale Bewegung der Rippen der Sauerstoff bis in die Lungenspitzen und kleinsten Lungenbläschen (Alveolen) transportiert. Die Interkostal-Muskulatur des unteren Teils des Brustkorbs ist bei diesem Vorgang ganz besonders gefordert. Mit der verlängerten Ausatmungsphase wird die CO_2-Abgabe (Kohlendioxyd) unterstützt und einer Übersäuerung des Körpers vorgebeugt. Das ungewohnte

Stress und Hektik beeinflussen die Atmung

Der Atemzyklus, ein Austausch zwischen Außen- und Innenwelt, wird durch typische stressbedingte Veränderungen negativ beeinflusst. Die Folgen sind:

- eingeschränkte Bauchatmung durch schlechte Körperhaltung
- reduzierte Rippenbeweglichkeit durch beeinträchtigte Elastizität der Interkostal-Muskulatur (Zwischenrippen-Muskulatur) und Blockaden in den Rippen-Wirbelsäulengelenken
- unerwünschte Schultergürtelkontraktionen, Verspannen und Anheben der Schultern

Sauerstoffangebot verursacht Ihnen anfangs vielleicht Schwindel oder Unwohlsein; dafür aber steigt Ihre Leistungsfähigkeit, wenn Sie konsequent trainieren.

> **TIPP** **Richtig atmen!**
> Den Wunsch von Joseph Pilates, jede/r möge vor Beginn der Übungen zuerst eine geeignete Atmung lernen, bekräftigen wir. Die vielen möglichen negativen Folgen der Pressatmung wie Kollaps, Herzrhythmusstörungen, Hirnblutungen und andere sollten für Sie Warnung genug sein, damit Sie diese vermeiden.

Auf eine harmonische Atmung achten

Durch das Ausatmen während der Bewegung wird der hohe Druck im Innern verringert und die Muskulatur des Beckenbodens entlastet. Achten Sie daher besonders auf eine harmonische Atemtechnik, wobei Sie in der Ausgangsposition jeder Übung einatmen. Mit der ersten Bewegung beginnt simultan die Ausatmung, die im Idealfall so lange dauert, bis die Ausgangs- oder Übergangsposition wieder erreicht ist.

Die Abstimmung des Atemrhythmus mit dem Bewegungsrhythmus ist eines der wichtigsten Ziele im Pilates-Training. Um den hohen Druck im Bauch- und Brustraum zu verringern, atmen Sie während des anstrengenden Teils der Übung aus.

Die Atmung als Unterstützung

Bedenken Sie, dass die Bewegungsgeschwindigkeit im Pilates-Training das Resultat aus der Kopplung von Bewegung und Atmung ist. Ihre Bewegungen erhalten über die Atmung eine ganz individuelle Dynamik. Das bewusste Wahrnehmen des Atems ist Grundlage der Philosophie des ganzheitlichen Trainingsansatzes. Der Atem dient sozusagen als roter Faden in den Pilates-Flows. Sie erleben den Atem als unterstützendes Element Ihres Trainings, indem Sie sich konsequent auf der Welle Ihrer Atmung bewegen.

Die verlängerte Ausatmung verbessert die Zentrierung, sie vertieft außerdem die Aktivität Ihres Powerhouse, stärkt die Atemmuskulatur und unterstützt damit die Stabilisation. Die geführte Ausatmung wirkt bei allen Rollbewegungen des Pilates-Trainings als Mobilisationshilfe und erleichtert die segmentale Beweglichkeit. Wenn Sie die vorgeschlagenen Atembegleitungen der Übungen zu Beginn noch nicht hundertprozentig umsetzen können, dann konzen-

Synchronisieren Sie Atmung und Bewegung, ohne den Atem während der Übung anzuhalten.

trieren Sie sich jeweils bei der größten Herausforderung des Bewegungsablaufs auf die Ausatmung. Mit der Zeit und mit zunehmender Pilates-Praxis wird sich Ihre Atemtechnik optimieren. Gelassenheit ist dabei sehr viel eher der Schlüssel zum Erfolg als Verbissenheit.

Die »Ozean-Atmung«

Um die Wirkung Ihrer Atmung bewusst zu erleben, vertiefen Sie im Pilates-Training die Ausatmung über den Mund, bis ein sanftes Rauschen, ähnlich einer Ozean-Welle, entsteht. Diese akustische Unterstützung vertieft und optimiert Ihre Konzentration, sie zentriert den Geist und unterstützt den Stressabbau sehr effektiv. Diese spezifische Pilates-Atemtechnik begünstigt den gleichmäßigen Fluss der Luft, ähnlich dem wechselnden Strom der Gezeiten. Die Einatmung über die Nase vertieft die Atmung, lenkt die mit Sauerstoff angereicherte Luft bis in den unteren Teil der Lunge und aktiviert das Zwerchfell. Während der Einatmung über die Nase wirken die feinen Härchen der Nasen-Innenwand wie kleine Haarbesen, welche die Atemluft vor groben Unreinheiten schützen. Der gewundene Schleimhautgang filtert und erwärmt die Luft.

Ein zu schwerer Atem zeigt Ihnen immer eine Überanstrengung und sollte als Signal dafür dienen, dass Sie die Übungen auf jeden Fall beenden müssen.

Neben den schützenden Wirkungen dieser Überprüfungssysteme schult die Nasenatmung den Geruchssinn. Das geschieht nicht nur bewusst, beispielsweise wenn wir an unserer Lieblingsblume schnuppern. Wir sortieren Speisen, die wir mögen oder nicht über die Nase, unterscheiden Menschen, die wir riechen können oder nicht, und sogar bei der Partnerwahl werden feinste Botenstoffe gesendet, die das Bewusstsein nicht erreichen.

TIPP Visualisierung

Stellen Sie sich vor, es ist kalter Winter. Sie haben Ihre Handschuhe vergessen und wollen Ihre Hände mit dem angenehmen Luftstrom des Ausatmens wieder aufwärmen.

Vertiefung der Powerhouse-Aktivität

Bei der Einatmung durch den Mund wird zwar Sauerstoff aufgenommen, aber die Luft wirkt geruchlos und kraftlos, die Lebensgeister werden nicht geweckt. Die vertiefte Ausatmung über den Mund ermöglicht dagegen den schnellsten Abtransport der »verbrauchten«, mit CO_2 angereicherten

Luft. Die Powerhouse-Muskulatur, welche die Taille formt, die Bauchdecke strafft und wie ein schützender Gürtel die Wirbelsäule stabilisiert, ist aktiv an der Ausatmung beteiligt. Sie spüren bei der Ozean-Atmung sofort, wie sich Bauch und Taille nach innen ziehen. Die konsequente und intensive Ausatmung vertieft also die Powerhouse-Aktivität und schult die Atmung.

TIPP Richtig ausatmen

Legen Sie Ihre gefächerten Hände seitlich auf den Brustkorb. Nehmen Sie wahr, wie sich Ihre Rippen bei der Einatmung dreidimensional aufblähen. Bei der Ausatmung über die geöffneten Lippen saugen Sie den Bauchnabel nach innen und oben zum Herzen und spüren, wie die Rippen zueinander gleiten. Visualisieren Sie dabei ein Akkordeon, das sich dehnt und wieder zusammenzieht.

Das Dauersitzen in Alltag und Beruf provoziert eine flache Atmung. Als Notwehrreaktion des mit Sauerstoff unterversorgten Körpers neigen diese Menschen zum Gähnen und zu Not-Atemzügen sowie zu unregelmäßigen Atemzyklen. So genannte »Flachatmer« begnügen sich mit zehn Prozent der theoretischen Lungen-Kapazität von bis zu fünf Litern. Die Einatmung versorgt den Körper mit Sauerstoff, dem Element, ohne das kein Leben möglich ist. Häufig wird die andere Seite des Atemgefühls, das Ausatmen, ausgeblendet. Die Ausatmung stellt jedoch die Entgiftung des Körpers dar, den Ausstoß von Kohlendioxyd. Eine oberflächliche Atmung provoziert also nicht nur chronischen Sauerstoffmangel, sondern vor allem auch eine chronische Vergiftung. Die Pilates-Atmung ist daher eine Frühjahrs-Kur für Ihre Atemwege und Ihren Organismus. Es ist ja nicht einerlei, ob der Frühjahrsputz nur die Mitte eines Zimmers berücksichtigt oder auch alle Ecken und Winkel.

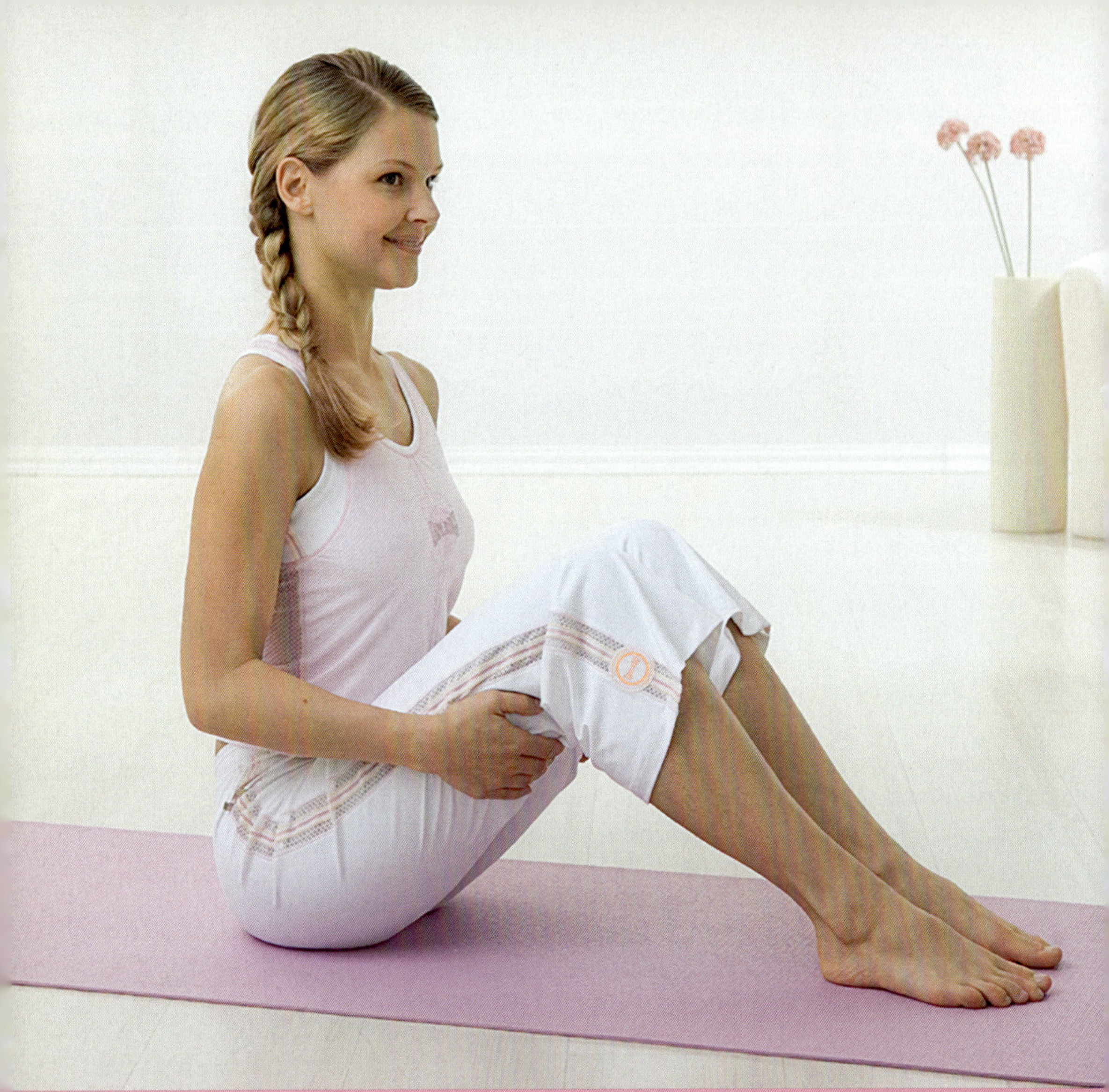

KAPITEL 4

Pilates

Vorbeugen und Heilen

Ein Weg zur Gesundheit

Die Anregung, sein Training an die Bedürfnisse kranker Menschen anzupassen, erhielt Joseph Pilates von seiner Frau Clara. Sie war Krankenschwester und unterstützte ihn bei der Entwicklung seiner Methode vor allem durch ihre anatomischen Kenntnisse. Erst nach seinem Tod fand Pilates Anerkennung bei Medizinern. Inzwischen sind seine Übungen weltweit ein wichtiger Bestandteil der Rehabilitation.

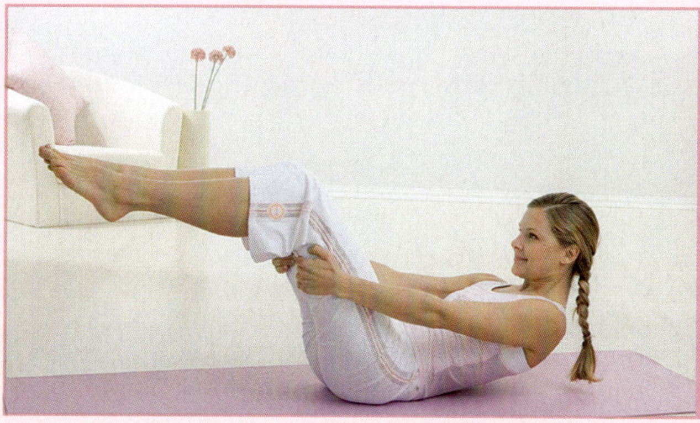

4

Verknüpfung von Pilates und Rehabilitation

Eine Verbindung zwischen dem klassischen Pilates-Training und der Rehabilitation stellten in den 1980er Jahren Elisabeth Larkam und Brent Andersen her, indem sie ein spezielles Programm entwickelten, das in allen Phasen der Heilung anwendbar ist. Unser Buch soll Ihnen allerdings in erster Linie als Anregung und Bereicherung Ihres persönlichen Trainings dienen. Voraussetzung für eine therapeutische Anwendung ist nämlich auf jeden Fall eine ausführliche und gründliche Anamnese (Krankengeschichte) durch eine gut ausgebildete Spezialistin oder einen Spezialisten und ein individuell konzipiertes Programm.

Eine wunderbare Hilfe bei Asthma

Die Zahl der Asthmatiker/innen nimmt gerade in den westlichen Industrieländern ständig zu. Bei Asthmakranken ist die Funktionsweise der Atemwege auf dreierlei Weise beeinträchtigt: Die glatte Muskulatur, die das Bronchialsystem umschließt, kann sich zusammenziehen und einen Spasmus (Verkrampfung) auslösen. Die normalerweise hauchdünne Schleimhaut, welche die Bronchien und Bronchiolen innen auskleidet, ist chronisch entzündet. Dadurch verdickt und verkleinert sich der Raum für die Atemluft. Schließlich sind die Drüsen innerhalb der Bronchialschleimhaut vergrößert und überentwickelt, sie haben sich außerdem vermehrt. Sie sondern zähen Schleim ab, der wiederum zur Einengung der Atemwege führt.

Joseph Pilates litt selbst unter Asthma. Es wusste daher, welche Probleme mit einer eingeschränkten Atmung verbunden sind.

Übungsempfehlungen für eine bessere Atmung

1. Powerhouse-Aktivierung im Sitzen (Seite 82)
2. Seitliche Brustkorbatmung (Seite 81)
3. Pilates-Ocean-Atmung und Powerhouse (Seite 85)
4. Spine Curls – Rückenwellen (Seite 98)
5. Kombination aus Spine Curls und Curl Ups (Seite 99)
6. Rest-Position – Ruheposition (Seite 107)

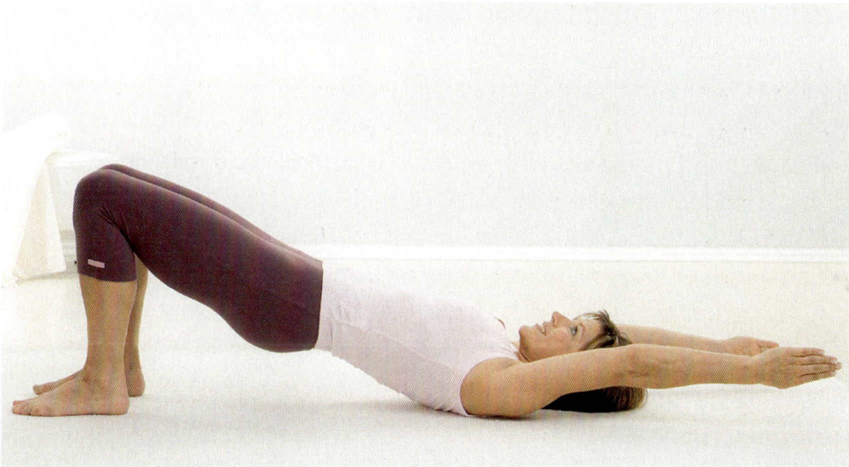

Pilates sensibilisiert das Körpergefühl und verbessert die Atmung.

Alle diese Veränderungen und Entzündungsprozesse erschweren die Ausatmung und verschieben die Druckverhältnisse im Brustraum. Kein Wunder also, dass die verlängerte Ausatmung bei der Pilates-Methode einen besonderen Stellenwert hat. Die Schulung des respiratorischen Systems, das sanfte Kräftigungsprogramm der Ausatmungs-Muskulatur, aber auch die Optimierung der Haltung durch das Pilates-Training bieten allen Menschen mit allergischer Disposition ein entlastendes, präventiv-therapeutisches Selbsthilfe-Programm.

Die Atmung als heilende Kraft spüren

Im Pilates-Training können Sie die vitale Kraft des Atems erleben, da bei vielen Übungen die Ausatmung als zusätzliche Stabilisationshilfe eingesetzt wird und damit direkt die Bewegungsqualität verbessert. Die gezielte Stärkung der Atemhilfsmuskulatur, die bewusst angestrebte Harmonisierung der häufig stressbedingt verhärteten Interkostalmuskulatur (Zwischenrippenmuskulatur), die dreidimensionale Dehnung des Brustkorbs und die Ausschöpfung der Lungenkapazität im Training verbessern Ihre Atemqualität im Alltag spürbar.
Aber die bewusste Synchronisation von Atmung und Bewegung dient auch der Entspannung und schult Ihr Körperbewusstsein. Ein wohl dosiertes Pilates-Training bietet also eine wunderbare Möglichkeit, die Atemtechnik zu verfeinern, psychische Blockaden zu lösen und Energien wieder ungehindert im Körper fließen zu lassen.

Schmerzen in Nacken und Schultern

Manchmal lastet das Leben schwer auf unseren Schultern. Unter Termindruck, Sorgen und Ärger rutschen die Schultern nach vorne, und der Brustkorb sinkt zusammen. Zur Kompensation wird dann das Kinn vorgeschoben. Verfestigt sich diese gebeugte Haltung, so reagiert die Nackenmuskulatur mit Verspannungen, und die Brustmuskulatur verlernt, sich zu dehnen. Außerdem werden die Schultern bei Kälte, Angst und emotionalen Verstimmungen oft in Richtung Ohren angehoben. Schon einige Millimeter Abweichung von der idealen Position über längere Zeit bedeuten für den größten Nackenmuskel, den Kapuzenmuskel (M. trapezius), ständige Anspannung. Durch die Vertiefung und Verfeinerung Ihres Körpergefühls im Pilates-Training werden Sie solche Fehlbelastungen im Alltag erkennen und gezielt korrigieren können.

> TIPP **Konsequent sein**
> Wenn die konsequente Auseinandersetzung im Training mit einer optimalen Körperhaltung Sie zukünftig immer begleitet, dann dürfen Sie sich langfristig über ein neues, gesundes Körpergefühl freuen.

Die Haltung korrigieren

Durch den bewussteren Umgang mit Ihrem Körper organisieren Sie Ihren Schultergürtel neuromuskulär über die Pilates-Methode neu. Eine gezielte Aktivierung des unteren Anteils des Kapuzenmuskels und aller Muskeln, die das Schulterblatt nach unten zum Becken hin bewegen, korrigiert die Haltung der Schultern. Die Muskulatur im Nacken und im vorderen Bereich des Brustkorbs wird entlastet und entspannt. Der unphysiologisch vor verlagerte Schultergürtel, die verstärkte Verkrümmung der Wirbelsäule im Brustbereich, verbunden mit der kompensatorischen Verbiegung der Halswirbelsäule nach vorn, welche die Atmung, den Stoffwechsel, den Muskeltonus sowie das Allgemeinbefinden negativ beeinflussen, werden ausgeglichen.

Durch unterstützende Gleitbewegungen der Schulterblätter können sich die Arme ökonomischer bewegen.

Sie erleben ein neues, befreites Nackengefühl und leicht bewegliche Arme sowie schmerzfreie und lockere Schultern. Mit Hilfe der Stützübungen, verbunden mit den Prinzipien des Pilates-Trainings und einer präzisen Körperausrichtung, kräftigen Sie gezielt die Schulter-Nacken-Muskulatur. Das hilft Ihnen auch im Alltag.

Übungsempfehlungen für Nacken und Schultern

1. Relaxation Position - Die optimale Grundposition (Seite 76)
2. Die ideale Position des Kopfes (Seite 77)
3. Shoulder Slides - Schultergleiten (Variation mit den Schulterblättern, Seite 78)
4. Shoulder Steps - Schultergehen (Seite 79)
5. Sliding Down The Wall - Gleiten an der Wand (Seite 86)
6. Windmill Arms - Windmühlenarme (Seite 91)
7. Kombination aus Leg Slides und Windmill Arms (Seite 92)
8. Arm Circles - Armkreise (Seite 93)
9. Curl Ups mit Handtuch (Seite 95)
10. Kombination aus Curl Ups und Arm Circles (Seite 96)
11. Cat Balance - Katzenbalance (Seite 105)
12. The Dart - Der Pfeil (Seite 106)
13. Neck Rolls - Nackenrollen (Seite 134)

Probleme des Rückens und der Wirbelsäule

Etwa 70 bis 80 Prozent der Bevölkerung leiden einmal oder öfters in ihrem Leben unter Rückenbeschwerden. Die häufigsten Gründe dafür sind Fehlhaltungen, langes Sitzen, einseitige und ungünstig gebeugte Körperhaltungen. Die Ursachen für akute oder chronische Rücken- und Wirbelsäulenbeschwerden sind vielfältig. Deshalb kann auf eine eingehende Untersuchung sowie eine professionelle Therapie nicht verzichtet werden. Das Anliegen dieses Buches ist, Ihnen einen Einblick in die nachweislich positive Wirkung und ganzheitliche Betrachtungsweise des Pilates-Trainings zu geben.

Bessere Beweglichkeit und Körpersymmetrie

Die Pilates-Methode basiert auf der gezielten Aktivierung der Muskulatur, welche die Wirbelsäule schützt und in ihren natürlichen Schwingungen stabilisiert. In der Rehabilitation spielt dabei die Körperwahrnehmung eine immer größere Rolle. Deshalb lernen Sie, Ihren Körper mit allen Sinnen wahrzunehmen und bewusst zu steuern.

Beim Pilates-Training ist die axiale Verlängerung (siehe Seite 42) wesentlich. Die Wirbelsäule wird stets im größtmöglichen Bogen bewegt, wobei jegliche

Übungsempfehlungen für Rücken und Wirbelsäule

1. Neutrale Beckenposition (Seite 80)
2. Pilates-Ocean-Atmung und Powerhouse (Seite 85)
3. Tiny Steps - Kleine Schrittübungen (Seite 88)
4. Kombination aus Leg Slides und Windmill Arms (Seite 92)
5. Spine Curls - Rückenwellen (Seite 98)
6. Kombination aus Spine Curls und Curl Ups (Seite 99)
7. The Moving Cat - Die bewegliche Katze (Seite 103)
8. The Powerful Cat - Die kraftvolle Katze (Seite 104)
9. The Hundred für Einsteiger (Seite 108)
10. Knee Spiral - Kniespirale (Seite 127)
11. Shoulder Bridge - Schulterbrücke (Seite 129)
12. Das Schwimmen (Seite 136)
13. Spine Twist - Drehung der Wirbelsäule (Seite 133)

Muskel- oder Gelenkkompression zu vermeiden ist. Das gezielte Training in die Länge verbessert die Beweglichkeit, das Kräftegleichgewicht sowie die Körpersymmetrie. Nicht selten ist daher das positive Feedback der Teilnehmer/innen bereits nach einem einstündigen Programm auf der Matte spürbar: »Ich fühle mich größer!« Der eigentliche Vorzug des Pilates-Trainings beginnt dort, wo die meisten Fitnessprogramme bereits enden, nämlich bei der Verbindung von Bewegung, Atmung und Bewusstsein. Sie lernen, Ihre bisher vernachlässigte Körperrückseite gebührend zu beachten und dann sogar schmerzfrei zu bewegen.

Dramatische Veränderungen bei Osteoporose

Die Weltgesundheitsorganisation WHO zählt Knochenschwund zu den zehn bedeutendsten Erkrankungen weltweit. Bei der Osteoporose nimmt das feine Netzwerk der Knochenbälkchen, das den Knochen von innen her Stabilität verleiht, rapide ab. Durch den fortschreitenden Verlust an Knochenmasse und die immer stärkere Beeinträchtigung der Knochenstruktur hält das Skelett den Belastungen des Alltags nicht mehr stand.

Die Folgen von Osteoporose sind Rückenschmerzen, Fehlstatiken und Frakturen. Im fortgeschrittenen Stadium sackt die Wirbelsäule in sich zusammen.

Langsam entsteht eine Hyperkyphose der Brustwirbelsäule, der typische »Osteoporose-Buckel« mit reaktiver Hyperlordose, also einer Verstärkung der Schwingungen im Lenden- und Halswirbelsäulenbereich. Die Seitwärtsneigung des Oberkörpers ist durch den Kontakt der unteren Rippenbögen mit dem oberen Beckenkamm erschwert oder unmöglich. Es kommt zu einem erheblichen Verlust an Körperlänge und zum so genannten »Tannenbaum-Effekt« durch gewissermaßen überflüssig gewordene Haut.

Die Osteoporose ist lange Zeit klinisch stumm, das heißt, es treten keine Beschwerden oder körperlichen Veränderungen auf. Auf dem Röntgenbild zeigt sich die Krankheit erst, wenn bereits 30 bis 40 Prozent der Knochensubstanz verloren gegangen sind. Eine eindeutige Diagnose kann nur über Knochendichtemessungen gestellt werden, die der/die Betroffene in regel-

Übungsempfehlungen für ein gut stabilisiertes Skelett

1. Die ideale Position des Kopfes (Seite 77)
2. Shoulder Slides – Schultergleiten (Seite 78)
3. Shoulder Steps – Schultergehen (Seite 79)
4. Neutrale Beckenposition (Seite 80)
5. Seitliche Brustkorbatmung (Seite 81)
6. Powerhouse-Aktivierung im Sitzen (Seite 82)
7. Powerhouse-Aktivierung in der Katzenposition (Seite 83)
8. Powerhouse-Aktivierung in Bauchlage (Seite 84)
9. Pilates-Ocean-Atmung und Powerhouse (Seite 85)
10. Sliding Down The Wall – Gleiten an der Wand (Seite 86)
11. Tiny Steps – Kleine Schrittübungen (Seite 88)
12. Windmill Arms – Windmühlenarme (Seite 91)
13. Kombination aus Leg Slides und Windmill Arms (Seite 92)
14. The Correct Leg Movement – Der korrekte Beinschlag (Seite 136)
15. Die entlastende Armtechnik des Schwimmens (Seite 137)
16. Side Leg Serie Up And Down (Seite 141)
17. Side Leg Circles (Seite 142)

mäßigen Abständen vornehmen lassen sollte, um den Verlauf des Knochenabbaus zu dokumentieren. Laborbefunde zu Kalzium und Phosphat sowie die Kalziumausscheidung im Urin sind zusätzliche überprüfbare Parameter des Knochen-Stoffwechsels.

Kalziumreiche Ernährung und Bewegung

Eine tragende Säule der Osteoporose-Prävention ist zusätzlich zur Bewegung die Ernährung. Eine knochengerechte Ernährung zeichnet sich durch großzügige Kalziumzufuhr in angemessenem Verhältnis zu anderen Nährstoffen aus. Setzen Sie daher auf Seefisch, Hülsenfrüchte, frische Kräuter, Milchprodukte und kalziumreiches Mineralwasser. Zu den typischen »Kalziumräubern« gehören neben Phosphat, vor allem Wurst, Fleisch, Süßigkeiten und Limonade, auch Koffein und Alkohol. Zusätzlich führt ein Überangebot an Kochsalz (NaCl) zu Kalzium-Verlusten über die Niere. Bei fehlender körperlicher Aktivität leidet die Knochendichte. Speziell vertikal orientierte Belastungen wirken dagegen besonders schützend.

Ohne regelmäßige körperliche Aktivität werden im Darm nur bis zu 30 Prozent des Kalziumangebots aufgenommen.

Knochenstarkes Training

Ein regelmäßiges und moderates Pilates-Muskelaufbau-Training, kombiniert mit Ausdauersportarten, versteht sich daher als besonders effektiver Aktivator des Knochenstoffwechsels. Zusätzlich vermindert eine trainierte und gut durchblutete Muskulatur die Wahrnehmung von Schmerz und verhütet Knocheneinbrüche. Um die Reize für den Knochenaufbau zu steigern, können die fließenden Armbewegungen durch kleine Gewichte intensiviert werden. Bei einer osteoporotisch veränderten Wirbelsäule sollte jede Abweichung von der aufrechten Haltung vermieden werden, weil damit eine verstärkte Belastung der Wirbelkörper verbunden wäre. Durch die Pilates-Methode wird die optimale Achsenbelastung erlernt, die axiale Verlängerung gefördert und die aufrechte Haltung durch das Powerhouse (siehe Seite 54) gezielt stabilisiert.

Besondere Ausführung der Übungen

Entscheidend ist aber, dass jegliche Beugung der Wirbelsäule vermieden wird und der Schwerpunkt des Trainings auf der dynamischen Stabilisation der aufrechten Haltung liegt. Im Pilates-Osteoporose-Programm werden alle Übungen mit der so genannten C-Kurve (die Wirbelsäule sieht aus wie ein

»C«) so modifiziert, dass die Wirbelsäule in natürlicher Doppel-S-Schwingung bleibt. So führen Sie beispielsweise die Schulterbrücke ausschließlich mit der neutralen Beckenposition aus oder lassen konsequent bei allen Übungen in Rückenlage Kopf und Schultergürtel am Boden liegen. Übungen, bei denen die Flexion der Wirbelsäule entscheidend ist, z.B. Roll Up, Rolling like a Ball, Roll Over, Spine Curls und andere, werden bei einer speziellen Pilates-Osteoporse-Therapie aus dem Übungskatalog gestrichen.

Gesundheitsfragen speziell für Frauen

Die Grundidee der Pilates-Methode, bewusst und gefühlvoll mit dem Körper umzugehen und ihn zu lenken, ist für Frauen in vielen Lebenssituationen hilfreich und angenehm. Sie brauchen beispielsweise während der Zeit der Menstruation keineswegs auf Ihr Pilates-Training zu verzichten. Sie sollten allerdings Ihre Powerhouse-Energie gefühlvoll dosieren und die Grenzen, die

Übungsempfehlungen bei (prä)menstruellen Beschwerden

1. Pelvis Clocks – Die Beckenuhr (Beschreibung bei der neutralen Beckenposition, Seite 80)
   Schaukeln Sie relaxt zwischen der Zwölf und der Sechs hin und her.
2. Coccyx Curls – Steißbeinrolle (Seite 97)
3. Hip Rolls 1 – Hüftrollen (Seite 100)
4. Knee Circling – Kniekreise (eine Variation der Knee Arcs, Seite 123). Sie legen die Hände von oben auf die Knie und bewegen sie mit den Armen, so dass Sie die Beine und Hüftgelenke entspannen können. Genießen Sie die Massage des unteren Rückens und behalten Sie bewusst die neutrale Beckenposition bei.
5. Butterfly Position – Schmetterlingsposition
   Lassen Sie aus der Relaxation Position (Seite 76) die Knie sanft nach außen gleiten und schmiegen Sie die Fußsohlen aneinander. Balancieren Sie das Beckendreieck horizontal aus und bewegen Sie mit jedem Ausatmen die Knie weiter auseinander.

Ihnen Ihr Körper über Schmerz, Verkrampfung oder Unwohlsein signalisiert, respektieren. Die Übungen auf Seite 69 wirken entlastend bei Menstruationsbeschwerden sowie beim prämenstruellen Syndrom.

Sonderprogramm in der Schwangerschaft

Während der Schwangerschaft empfiehlt es sich, das Fitness-Training an die veränderte körperliche Situation anzupassen. Ein pränatales Übungsprogramm sollte den natürlichen Dehungsvorgängen des Körpers während dieser Zeit gerecht werden und die Anfälligkeit für Verletzungen senken. Das Grundprinzip des Pilates-Trainings, die Zentrierung, die Steigerung der inneren Kraft und die Straffung von Bauch und Taille stehen im direkten Gegensatz zu den körperlichen Veränderungen in der Schwangerschaft. Durch hormonelle Umstellungen, die helfen, den Beckenraum zu erweitern, werden die Bandstrukturen gelockert, die Gelenke verlieren ihre Stabilität.
Die Schwangerschaft ist deshalb nicht dazu geeignet, mit einem Pilates-Gruppentraining zu beginnen. Allerdings gibt es spezielle, sehr erfolgreiche Pilates-Angebote für Schwangere mit Haltungsschulung, Atemtechnik, Stabilisierung der Schulterblätter und Training des Beckenbodens. Die Zusammenhänge sind jedoch komplex und individuell, so dass wir in diesem Buch von Empfehlungen absehen. Nutzen Sie diese außergewöhnliche Lebensphase und lassen Sie sich persönlich von einer qualifizierten Pilatestrainerin oder einem Pilatestrainer beraten, die Ihnen ein wirksames Pilates-Schwangerschaftsprogramm zusammenstellen.

Vorsicht bei Dehnungen und Beugungen

Waren Sie bereits vor der Schwangerschaft mit der Pilates-Methode vertraut, dann lassen Sie sich von Ihrer Pilatestrainerin die Modifikationen genau erklären. Ab dem dritten, vor allem aber ab dem sechsten Monat sollten Sie mit allen Dehnungen sehr vorsichtig sein. Ebenso sollten Sie alle Flexionen, also die C-Kurve, aus Ihrem Übungsrepertoire streichen. Vermeiden Sie auf jeden Fall, die Anforderungen Ihrer Pilates-Übungen zu steigern. Lassen Sie sich individuell beraten und folgen Sie behutsam Ihrem Körpergefühl.

Die Zeit nach der Geburt

In den ersten Monaten nach der Geburt eines Kindes bedarf der Beckenboden besonderer Pflege und eines speziellen Schutzes. Viele Beckenbodenprobleme, die sich meist erst nach Jahren mit Beschwerden äußern, haben ihren Ursprung in fehlender Rückbildungsgymnastik, falschem Ergeiz im Sport oder auch belastenden Haltungen bei alltäglichen Verrichtungen. Der Beckenboden benötigt eine hohe Anpassungsfähigkeit, um die Organe zu tragen, um als Gegenspieler des wichtigsten Atemmuskels zu wirken sowie Gleichgewicht, Körperhaltung und Zentrierung zu organisieren.

Damit Sie nach der Geburt wieder voll funktionstüchtig sind, sollten Sie vor dem Start des Pilates-Trainings zunächst ein Rückbildungsprogramm absolvieren.

Durch die enorme Dehnung während der Geburt sind die Wahrnehmung und die willentliche Ansteuerung des Beckenbodens eingeschränkt; Pilates-Übungen überfordern deshalb den Beckenboden. Der gesteigerte Druck im Unterleib kann diesen nachhaltig schwächen, Gebärmuttersenkungen und Inkontinenz sind wahrscheinlich. Nutzen Sie ein Rückbildungstraining unter fachkundiger Anleitung, um Ihrem Körper liebevolle Aufmerksamkeit zu schenken. Trainieren Sie den durch die Geburt stark beanspruchten Beckenboden zunächst gezielt und beginnen Sie anschließend mit dem ganzheitlichen Pilates-Programm.

Gesundheitsfragen speziell für Männer

Längst ist Beckenbodentraining für Männer kein Tabu mehr. Eine geschwächte oder chronisch verspannte Beckenbodenmuskulatur kann zu Inkontinenz und mitunter auch zu sexuellen Problemen führen. Diese Muskulatur ist beim Mann zwar straffer und sie wird auch nicht so stark belastet wie bei der Frau, dennoch ist ein flexibler und gleichzeitig angemessen gekräftigter Beckenboden die ideale Vorbeugung gegen Wirbelsäulenbeschwerden oder Prostata-Veränderungen. Die Pilates-Methode geht erfreulicherweise weit über ein isoliertes Beckenbodentraining hinaus.

Durch das Powerhouse aktivieren Sie die Beckenbodenmuskulatur und harmonisieren deren Grundspannung.

Im Gegensatz zu vielen auf messbare Leistung ausgerichteten Ausgleichssportarten setzen Sie sich im Pilates-Training bewusst und gezielt mit Ihrem persönlichen Körpergefühl auseinander. Das ist für Männer eine wunderbare Möglichkeit, nicht nur die Muskeln zu stählen, sondern auch die innere Balance zu finden.

Übungsempfehlungen für den Mann

1. Powerhouse-Aktivierung im Sitzen (Seite 82)
2. Powerhouse-Aktivierung in Bauchlage (Seite 84)
3. Kombination aus Spine Curls und Curl Ups (Seite 99)
4. The Hundred - Das Original (Seite 112)
5. Single Leg Stretch - Dehnung mit einem Bein (Seite 113)
6. Double Leg Stretch - Dehnung mit beiden Beinen (Seite 114)
7. Roll Up -Aufrollen (Seite 117)
8. Hip Up - Hüfthebung (Seite 121)
9. Single Leg Circles - Beinkreise (Seite 123)
10. The Seal - Die Robbe (Seite 132)
11. The Swan - Der Schwan (Seite 135)
12. Swimming - Das Original (Seite 138)
13. Leg Pull Front - Beinzug (Seite 140)

Ideale Ergänzung zum Ausdauersport

Die Trainingsziele der männlichen Ausgleichssportler beziehen sich häufig auf Kraft und Ausdauer, doch das Lebensgefühl wird besonders auch von der Beweglichkeit und Elastizität der Muskulatur beeinflusst. Im Pilates-Training vereinen sich Kräftigungs- und Dehnungsreize in idealer Weise. Damit kombinieren Sie Verletzungsprophylaxe und Technikschulung für den Ausdauersport mit einem hervorragenden, effektiven Ausgleichstraining bei monotoner oder einseitiger körperlicher Belastung in Alltag, Beruf sowie Sport.

Gegen Stress: die Kraft von innen

Heutzutage lastet vielfältiger Druck auf uns, der Wunsch nach Ausgleich ist also verständlich. Pilates bahnt einen neuartigen Zugang zum Körper. Die so genannten Kopfmenschen analysieren gern und interessieren sich für das Ziel und die Effizienz ihrer Aktivitäten. Die Pilates-Prinzipien Konzentration, Kontrolle und Präzision lenken als feste Bestandteile jeder Übung die Aufmerksamkeit auf den Körper, auf Bewegungsabläufe und -details. Das Er-

gebnis dieser sensiblen Körperarbeit ist ein höheres Körperbewusstsein, was eine Grundvoraussetzung für intellektuelle Beweglichkeit, mentale Stärke, positives Lebensgefühl und Kreativität darstellt.
Menschen, die eher auf körperliche Sinneseindrücke reagieren, Bewegung erfahren und weniger funktionell hinterfragen möchten, finden im Pilates-Training ebenfalls ihre Entsprechung. Sie genießen hier vor allem die mentale Zentrierung, denn die Schulung der körperlichen Qualitäten beeinflusst den Menschen reaktiv nun einmal ganzheitlich.

Verbindung von Geist und Körper

Das Pilates-Training ist ein optimal strukturiertes Programm, das genauen Regeln und Prinzipien folgt. Die konsequente körperliche Umsetzung erzeugt eine innere Entwicklung, mit deren Hilfe eine Aufrichtung aus der Zentrierung möglich wird. Dies fördert ein selbstbewusstes Agieren im sozialen Umfeld. Eine starke, integrierte Persönlichkeit resultiert aus einer Verbindung von Geist und Körper sowie der Vertiefung dieser Symbiose. Über das verfeinerte Körperbewusstsein und die gesteigerte Körperkontrolle wird der Körper zum Fixpunkt und kann als Anker für geistige Probleme wirken.

Übungsempfehlungen für Stressgeplagte

1. Pilates-Ocean-Atmung und Powerhouse (Seite 85)
2. Tiny Steps - Kleine Schrittübungen (Seite 88)
3. Pelvis Balance - Beckenbalance (Seite 89)
4. Spine Curls - Rückenwellen (Seite 98)
5. Kombination aus Spine Curls und Curl Ups (Seite 99)
6. Cat Balance - Katzenbalance (Seite 105)
7. The Dart - Der Pfeil (Seite 106)
8. Rest Position - Ruheposition (Seite 107)
9. Knee Arcs - Kniebögen (Seite 123)
10. Knee Spiral - Kniespirale (Seite 127)
11. Balance Point - Balancepunkt (Seite 131)

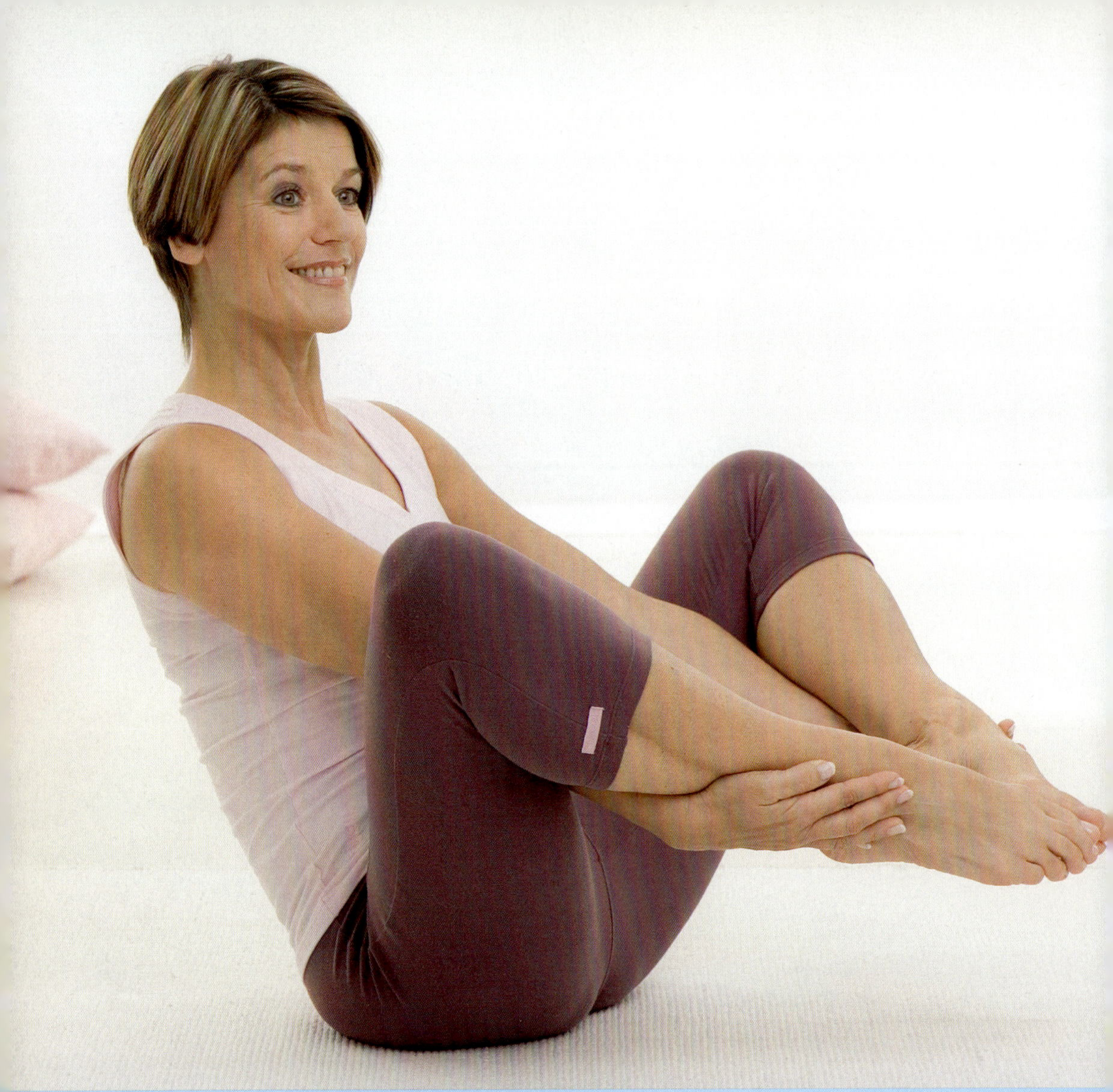

KAPITEL 5

Pilates

Los geht's: die Übungen

Mit Freude trainieren

Endlich dürfen Sie in die Pilates-Übungspraxis einsteigen. Trainieren Sie möglichst täglich. Die sicht- und spürbaren Fortschritte werden Ihnen nicht nur Spaß bereiten, sondern Sie auch ständig zum Üben anspornen. Sehen Sie die Flows als eine schöne Abwechslung Ihres Alltags an. Wenn Sie auf die Punkte im »Fokus« achten können, dann meistern Sie bereits die Prinzipien »Präzision« und »Kontrolle«. Die jeweiligen Tipps zur »Visualisierung« erleichtern Ihnen die Vorstellung der Bewegung.

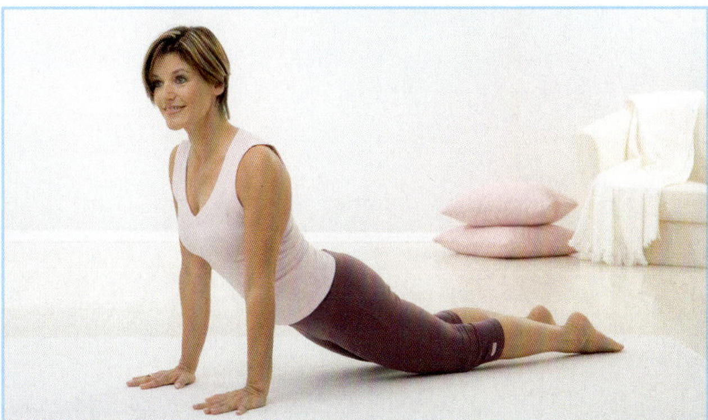

5

Relaxation Position – Die optimale Grundposition

Die Übung kann idealer Einstieg, aber auch ruhiger Ausklang Ihres Pilates-Trainings sein. Die Konzentration auf jedes Detail des Körpers und die präzise Ausrichtung von Gelenken und Wirbelsäule ermöglichen eine exakte Ausführung der Übungen mit optimalen Kraftlinien und einer harmonischen Entwicklung von Kraft, Beweglichkeit und Dehnung.

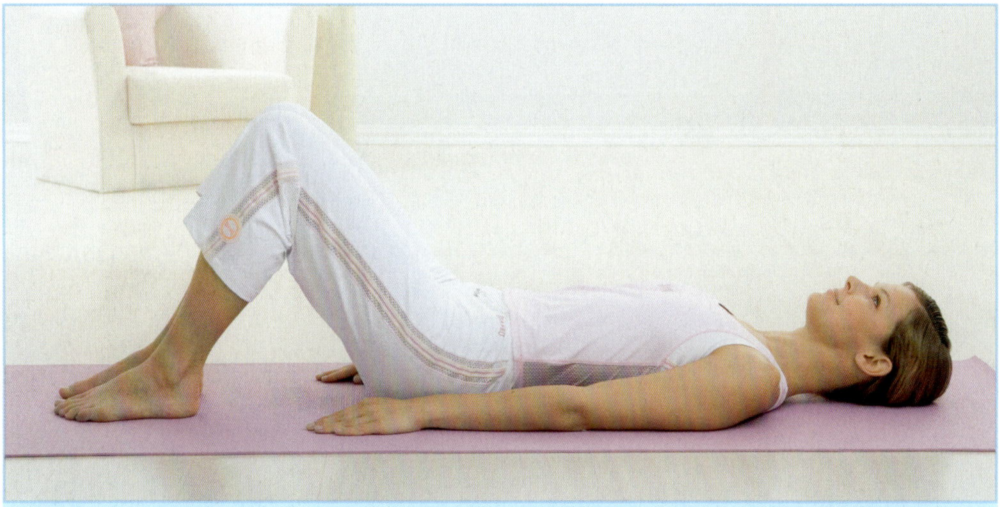

- Legen Sie sich auf den Rücken. Beide Füße stehen flach auf dem Boden in angenehmer Distanz zum Becken und so eng nebeneinander, dass nur noch ein Fuß dazwischen passt (hüftgelenksbreit). Ihre Knie zeigen senkrecht zur Decke.
- Stellen Sie sich vor, Sie halten zwischen den Knien einen Ball in Ihrer Lieblingsfarbe. Nehmen Sie die natürlichen Schwingungen Ihrer Wirbelsäule wahr, das heißt, Ihr Becken liegt stabil am Boden, der Brustkorb liegt vollständig auf; unter Ihrer Lendenwirbelsäule und unter dem Nacken spüren Sie jeweils ein Luftkissen.
- Geben Sie das gesamte Gewicht Ihres Kopfes an die Matte ab. Beide Arme befinden sich gestreckt neben dem Körper, die Handinnenflächen sind zur Matte gewandt. Schieben Sie die Fingerspitzen sanft zum unteren Mattenrand und erlauben Sie den Schultern, vollständig in die Matte zu sinken.

Fokus:
Genießen Sie die Entlastung Ihrer Wirbelsäule, indem Sie den Rücken gedanklich verlängern, und lassen Sie überflüssige Spannungen aus dem Körper »herausrieseln«.

Visualisierung:
Verwurzeln Sie über die Auflagepunkte Ihres Körpers das Kreuzbein, den Brustkorb und den Hinterkopf tief in der Matte.

Die ideale Position des Kopfes

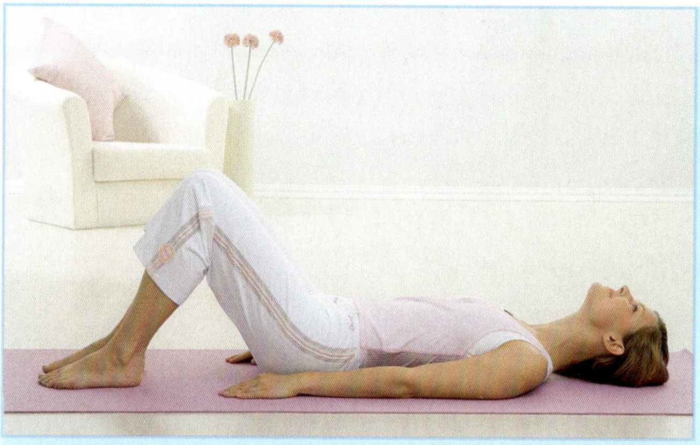

▸ Schieben Sie in der Relaxation Position so entspannt wie möglich einatmend das Kinn nach oben. Ausatmend ziehen Sie das Kinn möglichst nah zum Hals.

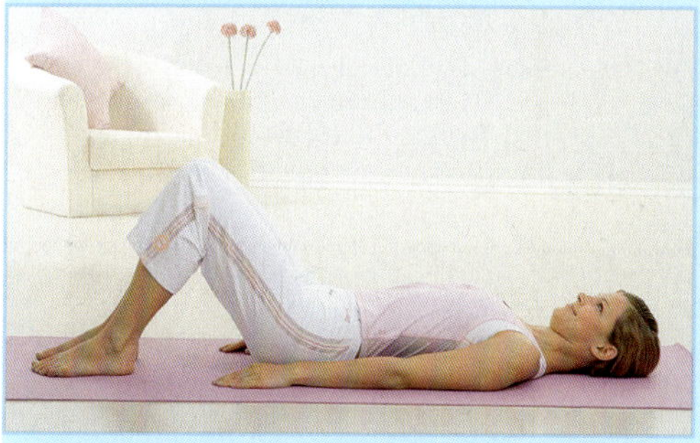

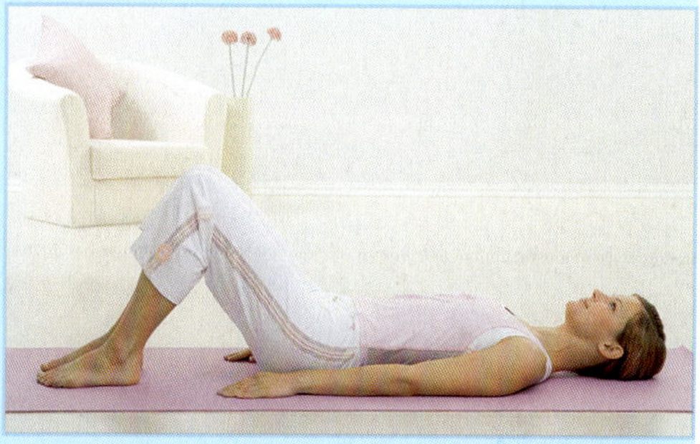

▸ Wiederholen Sie diese fließende Bewegung mehrmals im Rhythmus Ihrer Atmung und beobachten Sie dabei die Reaktionen Ihres Nackens. Welche Haltung kennt Ihr Nacken gut? Wo verspannt er sich? Wo können Sie eine Entlastung wahrnehmen?

▸ Abschließend entspannen Sie in der natürlichen Kopfposition, indem Sie den Nacken verlängern und das Kinn sanft sinken lassen. Nehmen Sie die Auflagefläche des Kopfes wahr und prägen Sie sich diese ideale Haltung für Ihre Halswirbelsäule genau ein, so dass Sie sich bei jeder Übung und auch immer wieder im Alltag an diese optimale Position erinnern können.

Fokus:
Während das Kinn parallel zum Boden zeigt, können sich Nacken, Hals und Kiefergelenke entspannen.

Visualisierung:
Stellen Sie sich einen seidenen Faden an Ihrem Hinterkopf vor, der diesen wie bei einer Marionette sanft nach oben zieht und den Nacken zur Entlastung verlängert.

Die ideale Position des Schultergürtels

Termindruck, Sorgen, Kummer und Stress liegen häufig schwer und belastend auf unseren Schultern und lassen uns »hartnäckig« und unbeweglich werden. Durch das Pilates-Training lernen Sie, Ihren Schultergürtel neu zu organisieren und so allen Ärger abzuschütteln. Die beiden folgenden Übungen helfen Ihnen, die Muskulatur des Schultergürtels zu entspannen und die natürliche Position der Schultern wiederzuentdecken.

Shoulder Slides – Schultergleiten

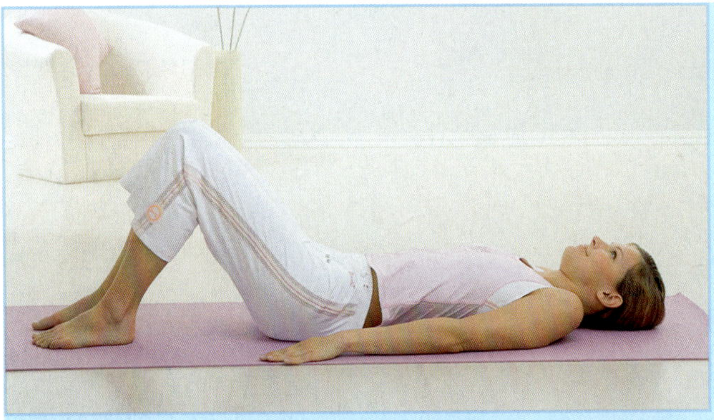

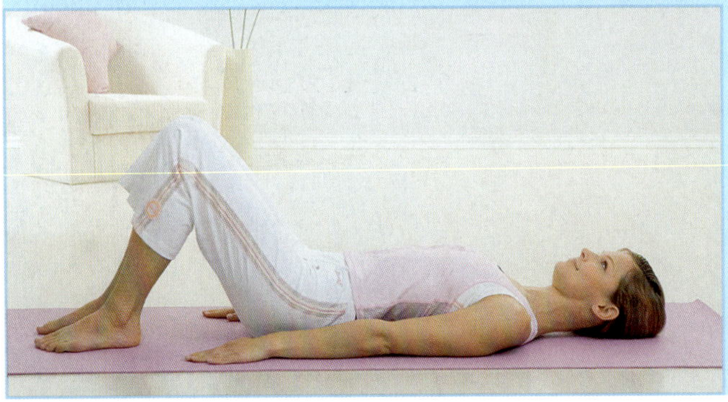

► In der Relaxation Position schieben Sie einatmend beide Schultern zu den Ohren und dann ausatmend weit nach unten zum Becken. Lassen Sie Ihre Schultern synchron mit Ihrer Atmung fließen.

Variation:
Wiederholen Sie den gleichen Ablauf, indem Sie einatmend die Schulterblätter zu den Ohren schieben und mit der Ausatmung zum Becken. Damit lösen Sie alle Verspannungen, die sich häufig unter den Schulterblättern sammeln. Beenden Sie den Ablauf, indem Sie die Schultern weit von den Ohren weg schieben.

Fokus:
Erleben Sie, während die Schultern zum Becken gleiten, ein neues, freies Nackengefühl. Ihre Schultern verstehen sich mit dem Becken viel besser als mit den Ohren und freuen sich über jeden Millimeter, den sie sanft und locker dichter zum Becken gelangen können.

Visualisierung:
Schieben Sie beide Schulterblätter in die hinteren Hosentaschen.

Shoulder Steps – Schultergehen

Je häufiger Sie diese Übung ausführen, umso leichter wird es Ihnen in der Pilates-Praxis und im Alltag fallen, Ihre Schultern zu entspannen und den Nacken von Unannehmlichkeiten zu befreien.

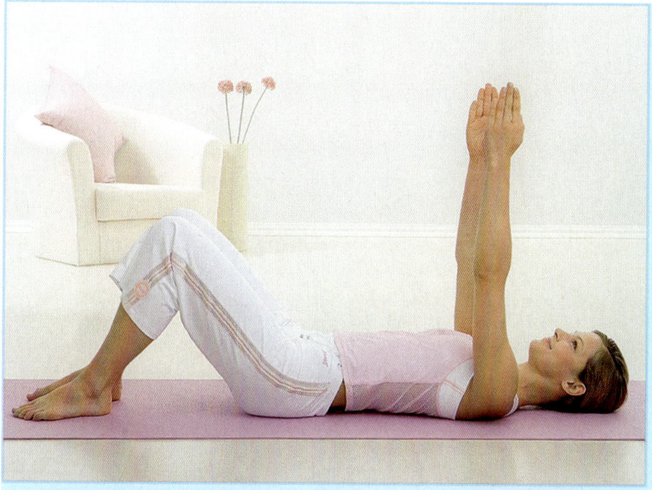

► Strecken Sie in der Relaxation Position beide Arme über den Schultern senkrecht zur Decke nach oben, die Handinnenflächen zeigen zueinander.

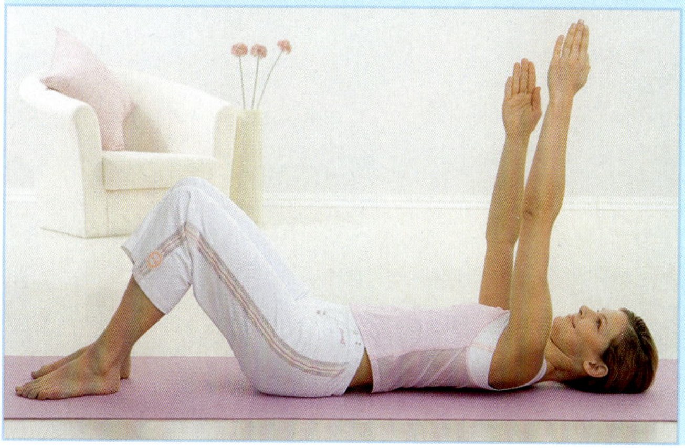

► Einatmend schieben Sie die Fingerspitzen der linken Hand so weit zur Decke, dass sich das linke Schulterblatt von der Matte löst. Ausatmend lassen Sie das Schulterblatt und die Schulter wieder auf die Matte sinken.

► Führen Sie die Übung dann mit der anderen Schulter durch.

Fokus:
Testen Sie, welche kleinsten Bewegungsänderungen es Ihnen ermöglichen, die Schultern noch leichter, lockerer und entspannter zu bewegen.

Visualisierung:
Stellen Sie sich Ihre Schultern als lockere Füße vor, die entspannt am Strand spazieren gehen.

Neutrale Beckenposition

Diese Position ist der Schlüssel zu einer aufrechten Haltung, zum spannungsfreien und belastbaren Rücken sowie zur optimalen Beweglichkeit und Stabilität der Wirbelsäule. Selbst minimale Abweichungen von der neutralen Haltung beeinflussen die Wirkungen der Pilates-Übungen.

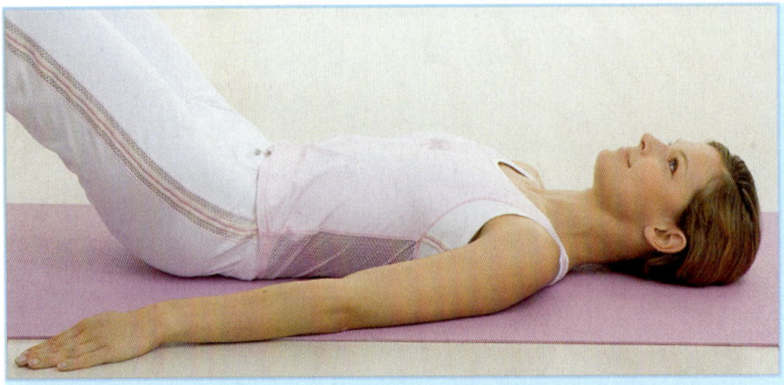

► Stellen Sie sich vor, Sie liegen in der Relaxation Position mit dem Becken auf einer großen Bahnhofsuhr. Die Zwölf befindet sich direkt unter dem Bund ihrer Sporthose, unter der Lendenwirbelsäule, und die Sechs unter dem letzten Zipfelchen der Wirbelsäule, dem Steißbein.

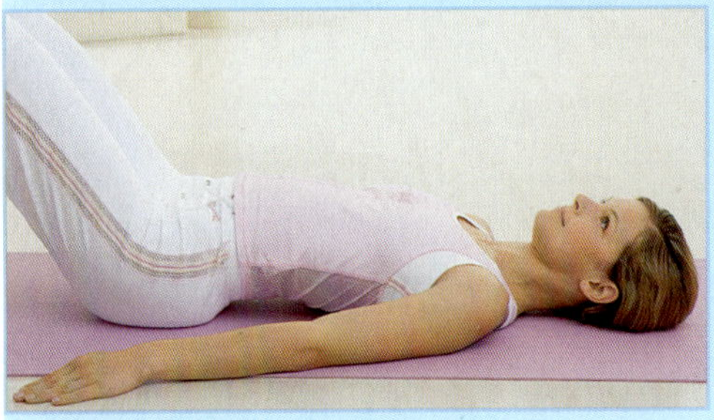

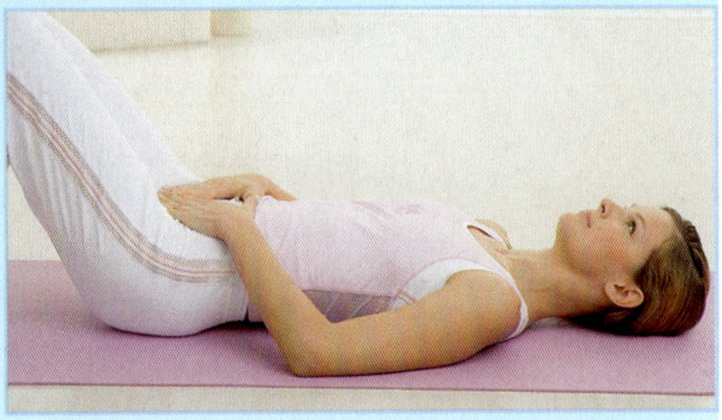

► Schmiegen Sie den unteren Rücken an die Zwölf der Uhr, das Steißbein löst sich von der Matte; anschließend drücken Sie es auf die Sechs. Schaukeln Sie entspannt zwischen der Zwölf und der Sechs hin und her. Nehmen Sie wahr, wie das Becken rollt und Ihre Wirbelsäule sich mal hohl nach oben wölbt, mal flach an die Matte drückt.

► Nach einigen Wiederholungen pendeln Sie sich in der Mitte ein, so dass Sie Ihr individuelles Luftkissen unter der Lendenwirbelsäule fühlen.

► Nachdem Sie jetzt die idealen Positionen für Nacken, Schultern und Becken kennen gelernt haben, kehren Sie ganz bewusst in die Relaxation Position zurück und verinnerlichen Ihre perfekte Haltung.

Fokus:
Nehmen Sie die entscheidenden Auflagepunkte Ihres Körpers präzise wahr: Hinterkopf, Schultern und Schulterblätter, Brustkorb und Kreuzbein.

Visualisierung:
Ertasten Sie in der neutralen Grundposition Ihre beiden Beckenkammknochen und Ihr Schambein. Alle drei bilden eine Ebene, auf der Sie spielend ein Tablett mit einer Teetasse balancieren könnten. Bringen Sie das Tablett gefühlvoll und konzentriert ins Gleichgewicht.

Seitliche Brustkorbatmung

Diese Atmung belebt alle Muskeln zwischen den Rippen, die häufig durch Bewegungsmangel, Stress und Fehlhaltungen in ihrer Funktion eingeschränkt sind. Durch die dreidimensionale Bewegung der Rippen werden auch die kleinsten Lungenbläschen (Alveolen) in den Lungenspitzen erreicht.

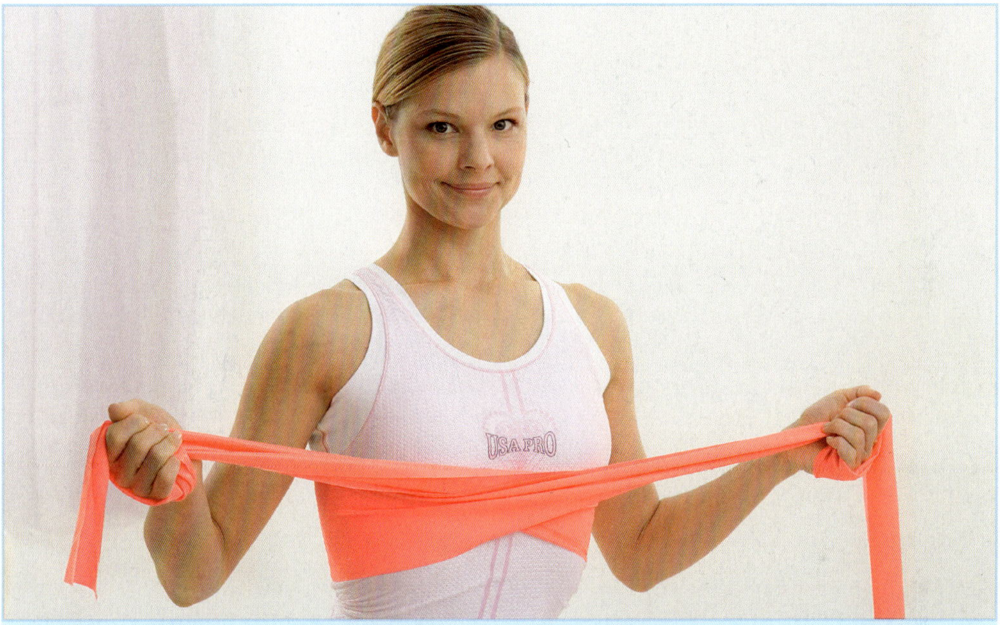

- ▶ Setzen Sie sich aufrecht hin, legen Sie ein Theraband oder ein Tuch locker um den Brustkorb und kreuzen Sie es vor dem Brustbein. Entspannen Sie die Schultern.
- ▶ Atmen Sie vollständig durch die Nase ein, bewegen Sie die Rippen nach außen in alle Richtungen und nehmen Sie wahr, wie sich das elastische Theraband dehnt oder wie Sie das Tuch verlängern müssen. Atmen Sie durch den Mund aus, der Brustkorb verkleinert sich wieder.
- ▶ Unterstützen Sie die vollständige Ausatmung, indem Sie das Tuch oder das Theraband etwas zusammenziehen. Beobachten Sie die harmonische, weiche Bewegung der Rippen und des Brustbeins.

Fokus:
Erleben Sie die Sauerstoffdusche, die Ihren Körper belebt und nehmen Sie bewusst die Weite Ihrer Atemräume wahr.

Visualisierung:
Ihre Einatmung ist wie ein Windstoß, der über ein geöffnetes Fenster alle Falten des Vorhangs glättet. Mit der Ausatmung verlässt der Wind das Zimmer und der Vorhang geht langsam wieder in fließende Falten zurück.

Powerhouse-Aktivierung im Sitzen

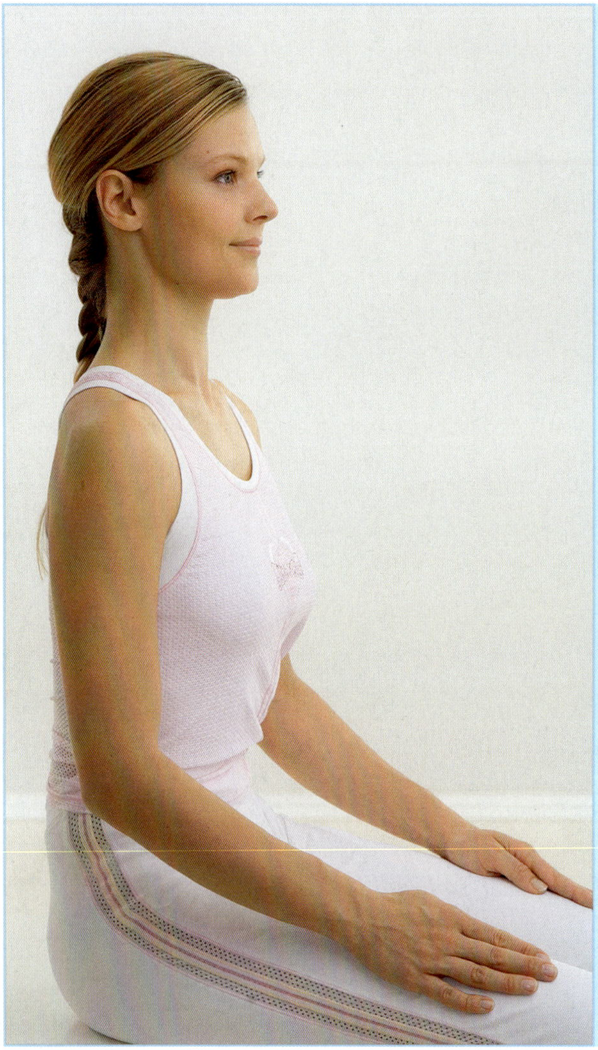

► Setzen Sie sich aufrecht auf das erste Drittel der Sitzfläche eines Stuhls. Beide Füße stehen stabil am Boden, die Wirbelsäule ist aufgerichtet, die Schultern sind entspannt.

► Schaukeln Sie zunächst das Becken einige Male vor und zurück und lernen Sie so Ihre beiden Sitzbeinknochen kennen. Rollt das Becken zurück, sitzen Sie hinter den Sitzbeinknochen, Ihr Rücken rundet sich. Verlagern Sie das Becken nach vorn, befinden Sie sich vor den Sitzbeinknochen und der untere Rücken ist hohl, der Brustkorb nach vorn geschoben.

► Zentrieren Sie sich dann gleichmäßig auf Ihren Sitzbeinknochen. Nehmen Sie Ihre neutrale Beckenposition (Schambein und beide Beckenkammknochen sind in einer Ebene) und die spannungsfrei aufgerichtete Wirbelsäule wahr.

► Ausatmend ziehen Sie die beiden Sitzbeinknochen aufeinander zu, Sie aktivieren Ihren Beckenboden und saugen diese aufgebaute Spannung nach innen und oben in den Körper. Einatmend lösen Sie die Muskelaktivität wieder.

► Wiederholen Sie diesen Spannungsaufbau noch drei- bis viermal im Rhythmus der Atmung.

Fokus:
Nehmen Sie Ihre innere Kraft wahr, die sich aufbaut und Stabilität erfahrbar macht. Ihre Gesäßmuskulatur bleibt unbeteiligt und locker, Becken und Wirbelsäule sind ruhig und unbeweglich. Entspannen Sie Schultern, Nacken, Kiefer und Stirn.

Visualisierung:
Stellen Sie sich vor, ein Tuch befindet sich zwischen Sitzbeinknochen, Schambein und Steißbein. Ziehen Sie es ausatmend in der Mitte zusammen und saugen Sie es zum Herzen.

Powerhouse-Aktivierung in der Katzenposition

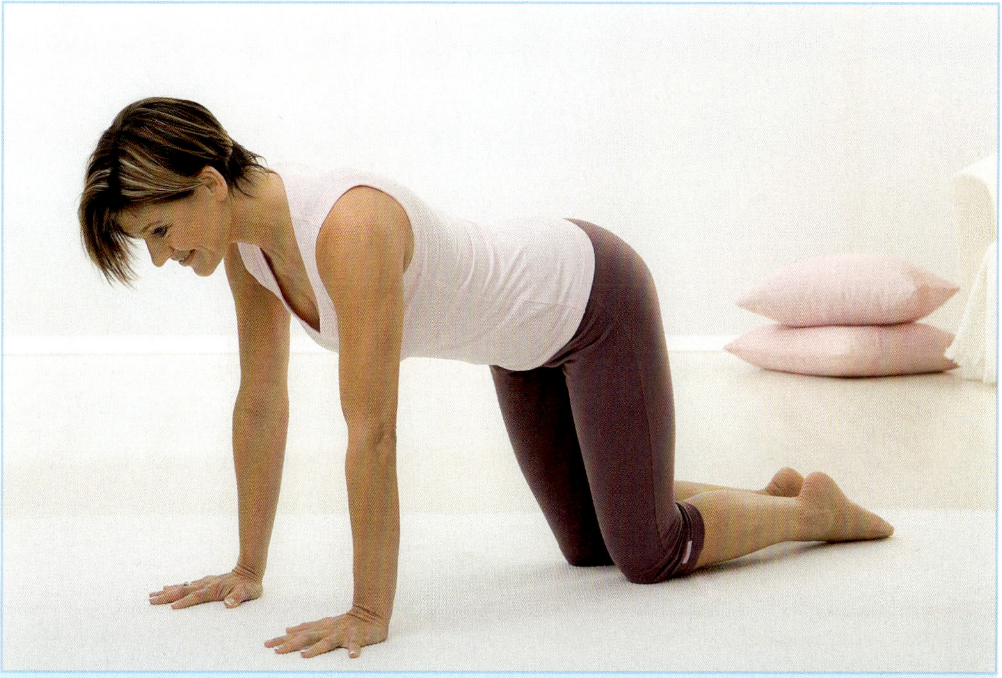

▸ Begeben Sie sich in die Katzenposition. Fächern Sie die Finger so, dass die Auflageflächen der Hände groß sind. Die Schultern müssen senkrecht über Ihren Handgelenken stehen; beide Schultern sind weit entfernt von den Ohren und die Knie befinden sich genau unter den Hüftgelenken – ein Knie würde noch dazwischenpassen. Ihre Arme und Oberschenkel stehen senkrecht, das Becken befindet sich in neutraler Position (die drei Beckenknochen sind also parallel zum Boden). Ihre Wirbelsäule ist in der natürlichen Doppel-S-Schwingung, der Kopf stellt die Verlängerung der Wirbelsäule dar.

▸ Atmen Sie zur Vorbereitung ein, die Rippen fächern sich. Ausatmend ziehen Sie die Sitzbeinknochen zueinander und den Bauchnabel nach innen und oben zum Herz. Einatmend lösen Sie alles wieder.

▸ Wiederholen Sie diese Übung mehrfach.

Fokus:
Spüren Sie, wie die Muskeln Ihre Wirbelsäule »umarmen«. Verlängern Sie den Rücken gedanklich vom Scheitel bis zum Becken und genießen Sie die sich steigernde innere Kraft, die Ihre Wirbelsäule stabilisiert.

Visualisierung:
Ihre Arme und Oberschenkel sind vier stabile Säulen, fest mit der Erde verbunden. Ausatmend ziehen Sie die vier Säulen aufeinander zu, sie bleiben dabei aber unbeweglich und stabil; der Bauchnabel jedoch geht nach innen.

Powerhouse-Aktivierung in Bauchlage

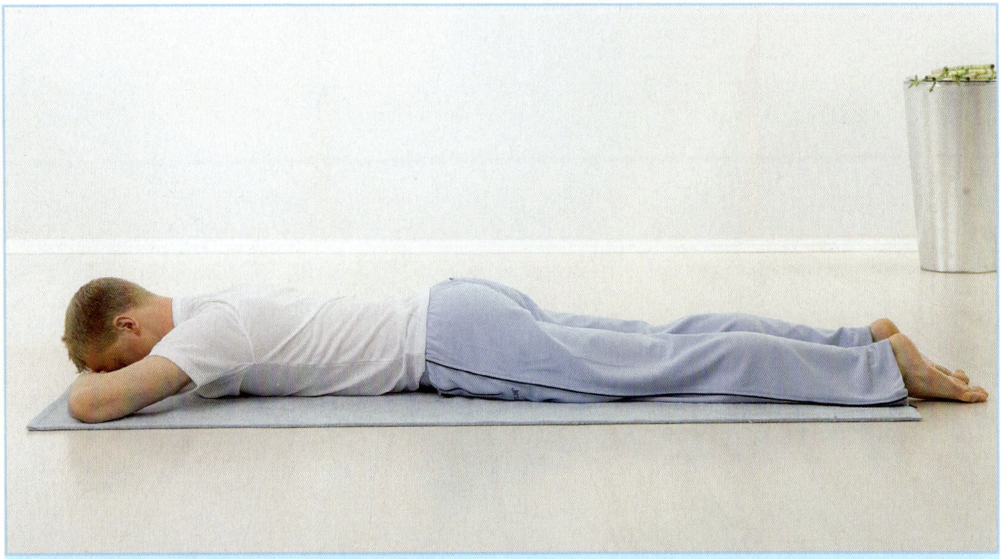

► Legen Sie sich gestreckt auf den Bauch, die Hände befinden sich übereinander, die Stirn ruht auf den Handrücken. Entspannen Sie die Schultern und den Nacken. Lassen Sie das gesamte Gewicht des Beckens in die Matten sinken, so dass sich Ihre Leisten vollständig strecken können.

► Die Beine liegen hüftgelenksbreit auseinander, ein Bein könnte noch dazwischen sein; der Fußspann liegt auf. Würden Sie Ihr Steißbein verlängern, so würde es zwischen den Fersen hindurchzeigen.

► Atmen Sie ein und fächern Sie die Rippen, ausatmend ziehen Sie den Bauchnabel nach innen und oben in Richtung Herz.

► Über die Aktivität des Powerhouse können Sie deutlich die Entlastung des unteren Rückens wahrnehmen.

Fokus:
Während sich der Bauch höhlt, kann sich der untere Rücken entspannen. Vergewissern Sie sich, dass Ihre Leisten gestreckt sind, die Gesäßmuskulatur entspannt ist und das Becken wie auch die Wirbelsäule unbeweglich bleiben.

Visualisierung:
Sie liegen am Strand. Die warmen Sonnenstrahlen entspannen Schultern und Nacken. Der Sand ist heiß. Um Ihren Bauch zu schützen, saugen Sie den Nabel nach innen, damit er den Sand nicht berührt.

Pilates-Ocean-Atmung und Powerhouse

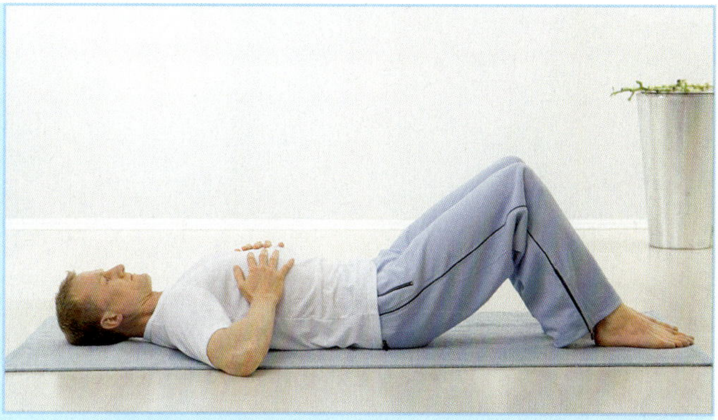

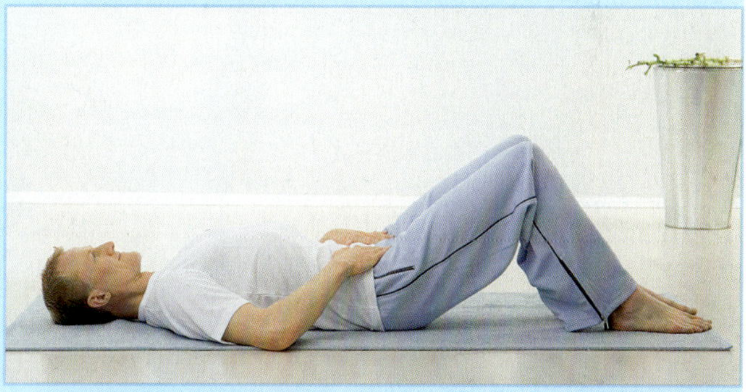

► Begeben Sie sich in die Relaxation Position. Überprüfen Sie die Orientierungspunkte sowie die neutrale Beckenposition und legen Sie die flachen Hände seitlich an den Brustkorb. Atmen Sie bewusst in den Brustkorb ein, Ihre Rippen bewegen sich nach außen gegen die Hände; während der Ausatmung verkleinert sich der Brustkorb wieder.

► Beginnen Sie nun, die Ausatmung zu verstärken, so dass ein sanftes Rauschen wie bei einer Ozean-Welle entsteht. Bei diesem vertieften Ausatmen ziehen sich Ihre Bauchdecke und Ihre Taille automatisch nach innen. Intensivieren Sie das, indem Sie den Bauchnabel bei jeder Ausatmung nach innen und oben saugen.

► Wenn Sie mit dieser Atmung vertraut sind, legen Sie Ihre Hände auf den Unterbauch, so dass die Handballen auf den beiden Hüftknochen platziert sind und sich Ihre Fingerspitzen am Schambein treffen. Vergewissern Sie sich, dass diese drei Knochen wieder in einer Höhe liegen.

► Jetzt aktivieren Sie ausatmend das Powerhouse, indem Sie die Sitzbeinknochen zueinander ziehen und den Bauchnabel nach innen und oben saugen. Bewahren Sie die Powerhouse-Spannung während der Ein- und Ausatmung.

Fokus:
Halten Sie den Bauch flach und die Taille schmal; atmen Sie ausschließlich in den Brustkorb. Das Becken bleibt in der neutralen Position, Schulter, Nacken und Kiefer sind ganz entspannt.

Visualisierung:
Ziehen Sie den Bauch ein, als würden Sie den Reißverschluss und den Knopf einer Jeans schließen, die Ihnen ein wenig zu eng ist. Der Bauch bleibt flach und nach innen gezogen, damit die Hose geschlossen bleibt.

Sliding Down The Wall – Gleiten an der Wand

Diese Körperwahrnehmungsübung verinnerlicht die axiale Ausrichtung der Wirbelsäule und das Gefühl für die korrekte Position des Beckens im Stand.

▸ Stellen Sie sich mit dem Rücken zu einer Wand, beide Füße sind hüftgelenksbreit auseinander, etwa 15 Zentimeter von der Wand entfernt. Ihre Füße stehen parallel, und Sie spüren den Kontakt zum Boden deutlich durch den Großzehenballen, den Kleinzehenballen und die Ferse. Sie sind entspannt angelehnt und nehmen den Kontakt der Rückseite Ihres Körpers zur Wand bewusst wahr mit dem Kreuzbein, dem Brustkorb, den Schulterblättern und auch dem Hinterkopf.

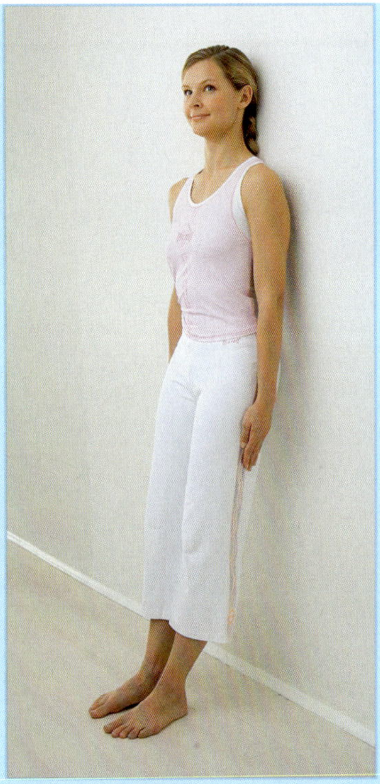

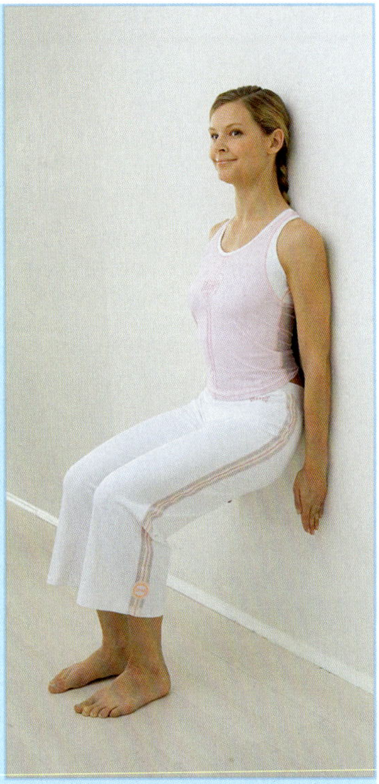

▸ Atmen Sie durch die Nase in den Brustkorb ein und verlängern Sie die Wirbelsäule. Ausatmend saugen Sie den Bauchnabel nach innen und oben und gleiten an der Wand etwa 30 Zentimeter nach unten, maximal so weit, dass sich Ihre Oberschenkel parallel zum Boden befinden. Einatmend gleiten Sie an der Wand entlang wieder nach oben.

Fokus:
Die Füße behalten die Drei-Punkt-Belastung am Boden, auch wenn sich die Fersen gerne lösen würden. Prüfen Sie, ob Ihre Knie sich jeweils über dem zweiten Zeh beugen, ob sie weder nach innen noch nach außen ausweichen und nicht stärker als 90 Grad angewinkelt sind.

Visualisierung:
Genießen Sie die Massage aller Orientierungspunkte, also des Kreuzbeins, des Brustkorbs, der Schulterblätter und des Hinterkopfes.

Roll Down – Auf- und Abrollen an der Wand

Die fließende Rollbewegung ermöglicht die Lösung von Blockaden und Verspannungen im Rücken und in den Schultern. Die Mobilisation steigert die Flexibilität.

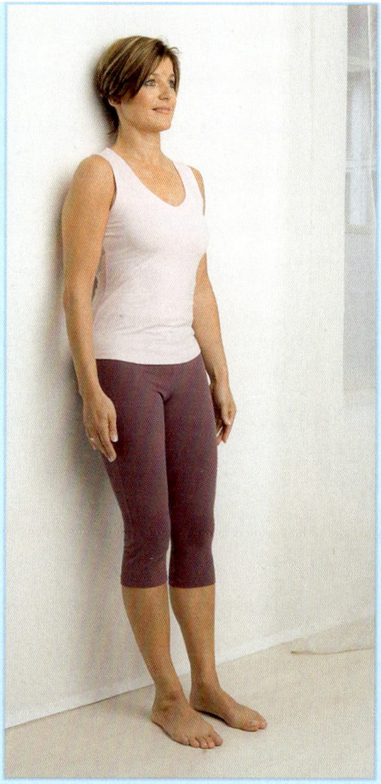

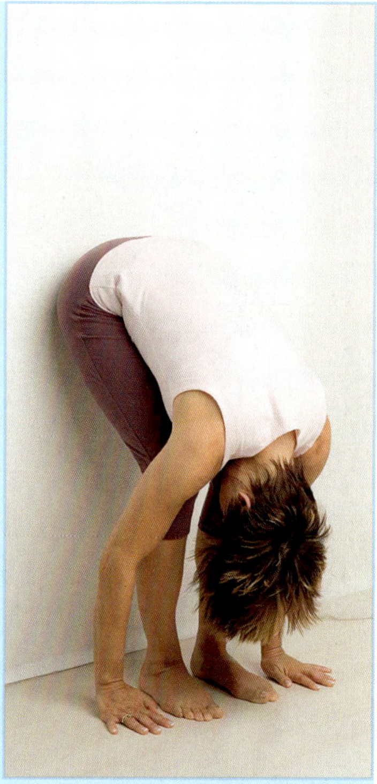

► Lehnen Sie sich mit gebeugten Beinen an die Wand, als würden Sie auf einem Barhocker sitzen. Verlängern Sie die Wirbelsäule an der Wand nach oben, schieben Sie den Scheitel zum Himmel und die Sitzbeinknochen in Richtung Boden.

► Einatmend verstärken Sie die Verlängerung und entspannen die Schultern. Ausatmend aktivieren Sie das Powerhouse, Sie senken das Kinn in Richtung Brustbein und rollen sich Wirbel für Wirbel ab. Kopf, Schultern und Arme hängen entspannt nach unten, während Ihre Wirbelsäule kraftvoll in die Rollbewegung geführt wird. Die Knie bleiben gebeugt.

► Atmen Sie im Überhang ein, Kopf und Arme sind entspannt. Ausatmend ziehen Sie den Bauchnabel aktiv nach innen, schieben das Schambein nach vorn, rollen das Kreuzbein über die Wand und richten die Wirbelsäule aus der inneren Spannung von der Basis her Wirbel für Wirbel auf.

Fokus:
Rollen Sie sich zentriert auf und ab. Vermeiden Sie Abweichungen zur Seite von Füßen, Knien und Wirbelsäule. Realisieren Sie die Gegensätze der kraftvollen inneren Spannung, die Ihre Wirbelsäule führt und schützt, und der bewussten Entspannung von Kopf, Nacken, Schultern sowie Armen.

Visualisierung:
Bewegen Sie Ihre innere Achse wie ein Bauklötzchen-System, das Sie auf- und abbauen. Die Stabilität entsteht über das präzise Aufeinandersetzen.

Beckenstabilisation

Die folgenden drei Übungen schulen Ihre Körperkontrolle. Insbesondere lernen Sie, Ihren natürlichen Kraftgürtel (Girdle of Strength) so zu aktivieren, dass Sie Ihre Beine frei und fließend bewegen können, während Becken und Rücken stabil in der neutralen Position verweilen.

Tiny Steps – Kleine Schrittübungen

- Legen Sie sich mit neutralem Rücken in die Grundposition. Schieben Sie den Hinterkopf auf der Matte nach oben und gleichzeitig die Fingerspitzen zum unteren Mattenrand. Stellen Sie beide Füße hüftgelenksbreit auf, so dass noch ein Fuß dazwischen passen würde. Die Füße sind in einer angenehmen Distanz zum Becken, Fersen und Sitzbeinhöcker befinden sich in einer Linie, beide Knie zeigen zur Decke.
- Verlängern Sie einatmend die Wirbelsäule und aktivieren Sie mit der Ausatmung das Powerhouse, indem Sie den Bauchnabel nach innen und oben saugen.

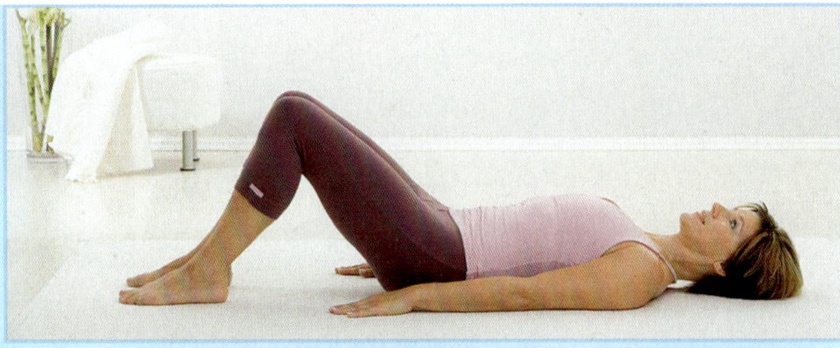

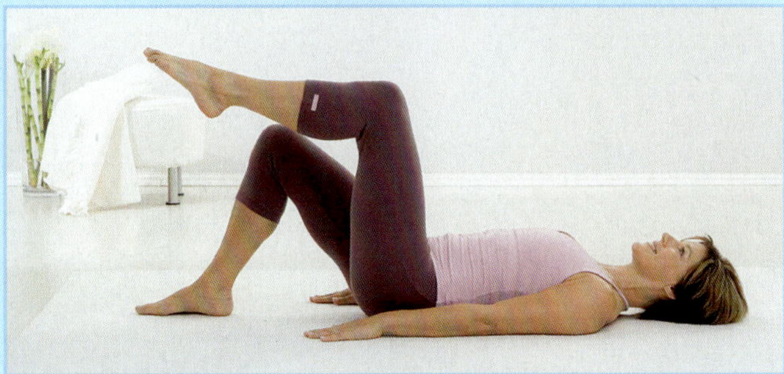

- Lösen Sie während der Ausatmung gefühlvoll zunächst die linke Ferse und dann die Fußspitze vom Boden, führen Sie das linke Knie senkrecht über das Hüftgelenk. Atmen Sie in dieser Position ein und stellen Sie ausatmend zunächst die Fußspitze und dann die Ferse zurück in die Ausgangsposition.
- Wiederholen Sie den Bewegungsablauf fließend rechts und links, begleitet von der Atmung.

Fokus:
Führen Sie die Beinbewegung kontrolliert durch Ihre Kernmuskulatur aus. Konzentrieren Sie sich auf das perfekte Alignment (Ausrichtung) Ihres Beckens und Ihrer Wirbelsäule.

Visualisierung:
Trotz der kleinen Schrittbewegungen und der Ocean-Atmung (siehe Seite 85) balancieren Sie das Tablett mit der Teetasse auf Ihrem Beckendreieck.

Pelvis Balance – Beckenbalance

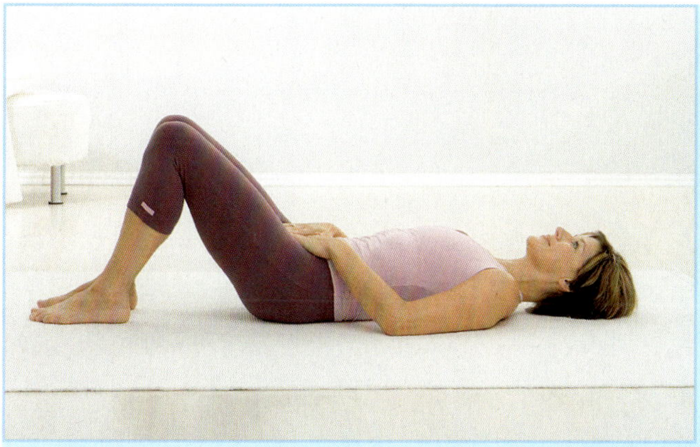

► Atmen Sie zur Vorbereitung ein, atmen Sie aus, aktivieren Sie das Powerhouse und führen Sie das linke Knie gefühlvoll zur Seite, während das Becken stabil liegen bleibt.

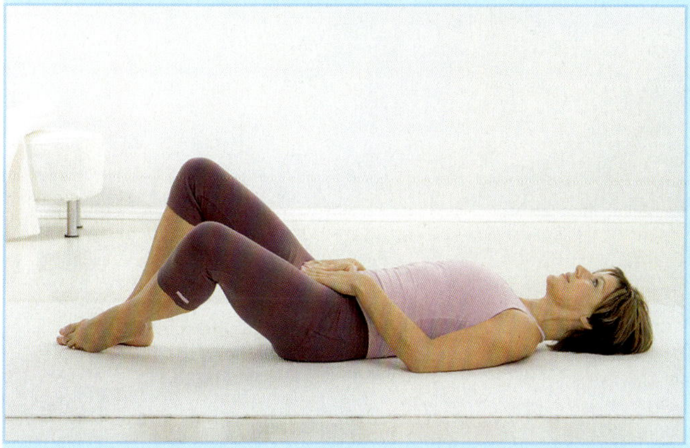

► Zur Kontrolle können Sie beide Hände wieder auf den Knochen des Beckendreiecks platzieren. Einatmend vertiefen Sie die Aktivität des Zentrums und führen das Bein zurück. Wiederholen Sie den Ablauf fließend mit beiden Seiten.

Fokus:
Starten Sie mit kleinen Seitwärtsbewegungen und steigern Sie langsam, um das Becken vollständig ruhig zu halten.

Visualisierung:
Stellen Sie sich Ihre beiden Beckenkammknochen als Scheinwerfer vor, die immer gleichmäßig die Decke anstrahlen, unabhängig von den Beinbewegungen.

Leg Slides – Beingleiten

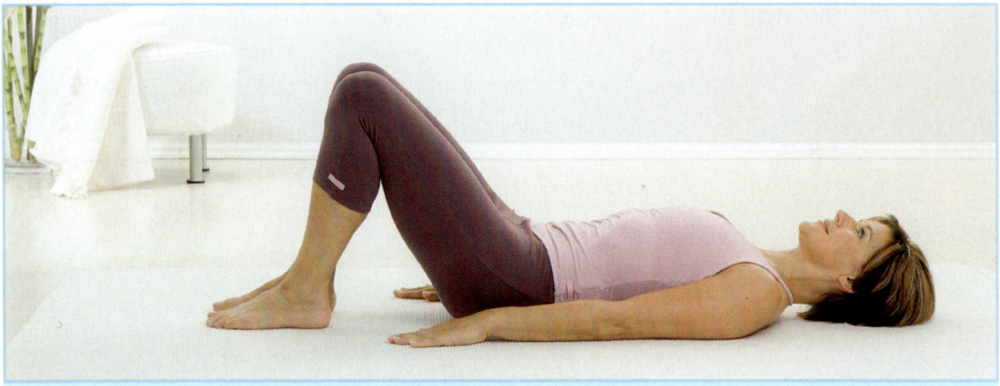

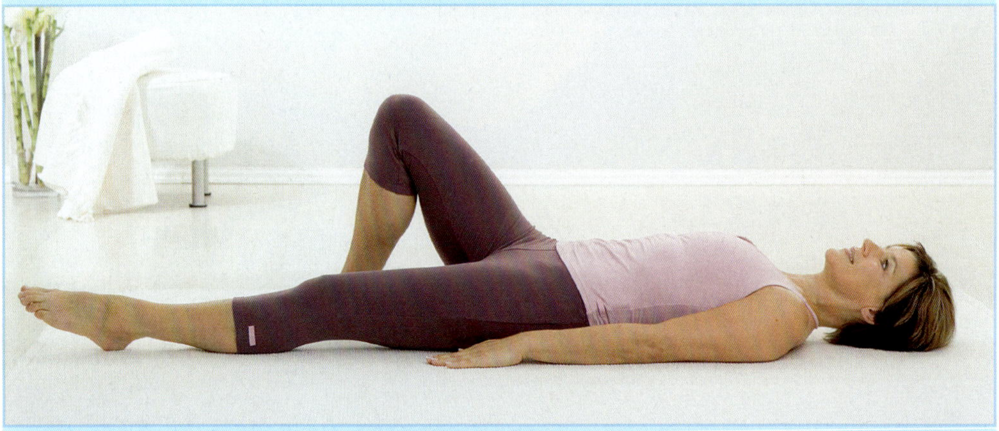

- Atmen Sie zur Vorbereitung ein, saugen Sie ausatmend den Bauchnabel nach innen und oben zum Herz und lassen Sie das linke Bein unter Kontrolle des Körperzentrums auf den Boden gleiten. Halten Sie die Aktivität des Powerhouse; Wirbelsäule und Becken bleiben unbeweglich und stabil.
- Atmen Sie in den Brustkorb ein und führen Sie das Bein zurück in die Ausgangsposition.
- Wechseln Sie die Seiten.

Fokus:
Bringen Sie das Bein nur so weit in die Streckung, dass Ihr individuelles Luftkissen unverändert bleibt. Das Beckendreieck aus Schambein und den beiden Beckenkammknochen bleibt parallel zur Decke, die hinteren Rippen des Brustkorbs sind in Kontakt mit der Matte.

Visualisierung:
Fühlen Sie, wie alle Muskeln Ihre Wirbelsäule »umarmen«.

Konzentriertes Armspiel

Eine effektive Vorbeugung gegen Schulter-Nacken-Verspannungen sowie eine erfolgreiche Detonisierung und Entlastung dieses Bereiches erlernen Sie mit den folgenden Übungen. Durch die Pilates-Technik stabilisieren Sie das Körperzentrum und schützen die Lendenwirbelsäule. Die konsequente Verbindung der unteren Rippenbögen mit dem Becken und die Integration der physiologischen Schulterblattbewegungen ermöglichen große, weiche Armbewegungen, während Schulter und Nacken stressfrei und entspannt bleiben.

Windmill Arms – Windmühlenarme

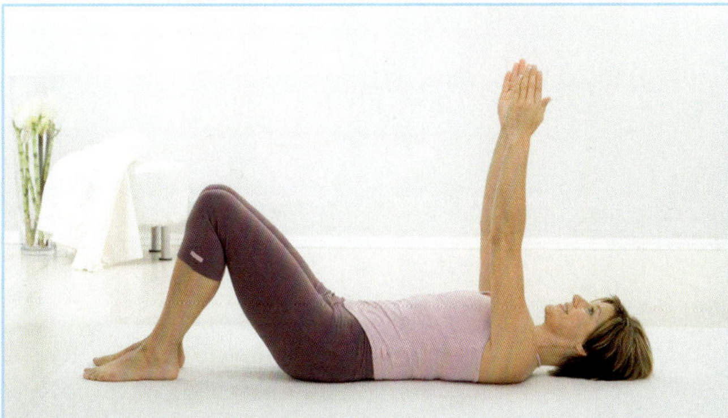

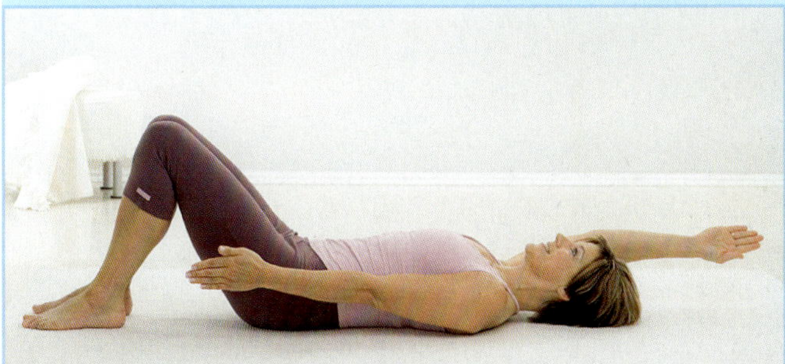

- Legen Sie sich in die Grundposition mit neutralem Becken und strecken Sie beide Arme senkrecht zur Decke, die Handinnenflächen sind dabei zueinander gerichtet.
- Atmen Sie zur Vorbereitung ein, saugen Sie ausatmend den Bauchnabel nach innen und oben und schieben Sie die unteren Rippenbögen nach unten. Führen Sie während der Ausatmung gleichzeitig den rechten Arm gestreckt in Richtung Ohr und den linken Arm neben die Hüfte.
- Halten Sie die Position eine Einatmung lang und überprüfen Sie den Kontakt zwischen Rippen und Becken. Ausatmend wechseln Sie die Arme.

Fokus:
Konzentrieren Sie sich auf die unveränderten Auflagepunkte Ihres Körpers: die Füße (hüftgelenksbreit auseinander), das Kreuzbein, den Brustkorb und den Hinterkopf. Alle Schwingungen der Wirbelsäule bleiben unverändert.

Visualisierung:
Spüren Sie einen breiten Gürtel aus Muskeln, der Ihre unteren Rippenbögen kraftvoll mit dem Becken verbindet.

Kombination aus Leg Slides und Windmill Arms

Die Kombination von Arm- und Beinbewegungen fördert Ihre Stabilisierung in zweifacher Hinsicht: Die Wirbelsäule wird gestärkt und der Schulter-Nacken-Bereich entspannt.

▸ Begeben Sie sich in die Grundposition mit neutralem Becken und strecken Sie beide Arme senkrecht zur Decke; die Handinnenflächen sind zueinander gerichtet, die Füße stehen hüftgelenksbreit in einer angenehmen Distanz zum Becken.

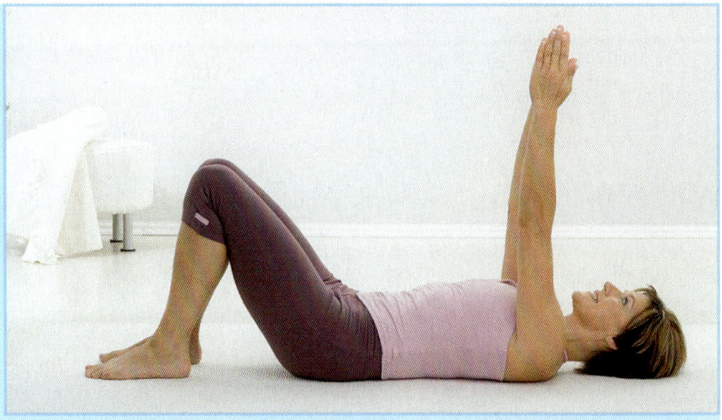

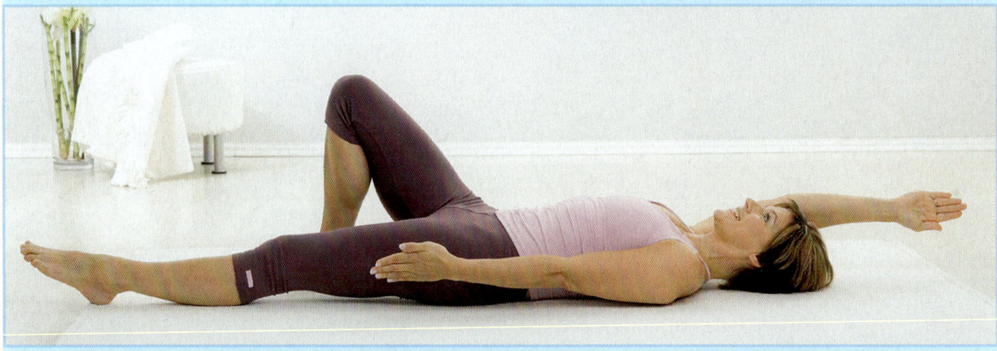

▸ Atmen Sie zur Vorbereitung ein, saugen Sie ausatmend den Bauchnabel nach innen und oben, lassen Sie gleichzeitig das linke Bein am Boden in eine Streckung gleiten und führen Sie den rechten Arm in Richtung Ohr, den linken zum Becken.

▸ Einatmend gehen Sie zurück in die Ausgangsposition und wechseln mit der folgenden Ausatmung die Seite.

Variation:
Verlängern Sie ausatmend das linke Bein und führen Sie den linken Arm in Richtung Ohr.

Fokus:
Ihre Kernmuskulatur fixiert das neutrale Becken, stabilisiert Ihr Lendenluftkissen und schiebt die Rippenbögen nach unten.

Visualisierung:
Integrieren Sie die Rippen, Ihre Rippenbögen ragen nicht wie spitze Eisschollen aus dem Wasser. Sie ziehen diese unter die Wasseroberfläche.

Arm Circles – Armkreise

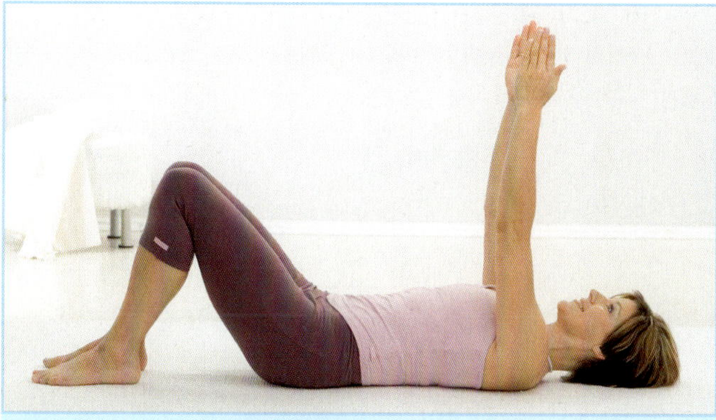

► In der gleichen Ausgangsposition wie bei den Windmühlenarmen (siehe Seite 91) führen Sie beide Arme ausatmend und kontrolliert aus Ihrem Muskelgürtel heraus in Richtung Ohren. Einatmend öffnen Sie die Arme zur Seite und bringen diese langsam am Boden entlang zurück in die Ausgangsposition.

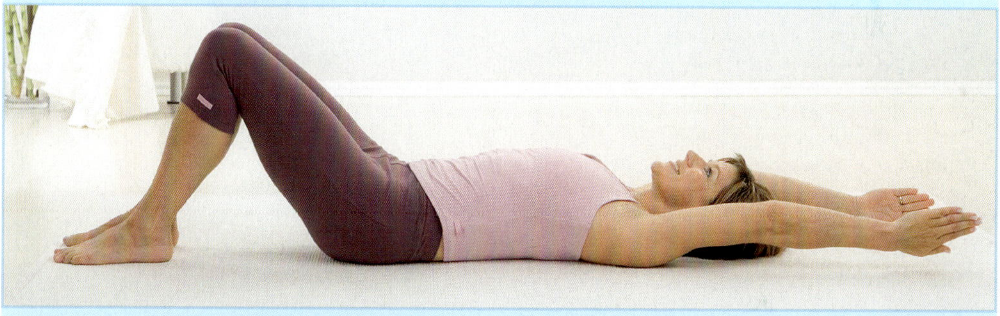

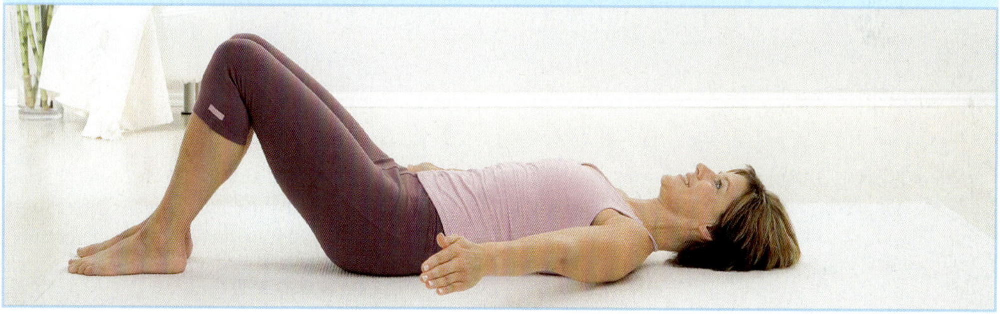

Fokus:
Spüren Sie die Gegenbewegung, wenn Sie die Arme in Richtung Ohren führen und die Rippen kraftvoll senken. Die Größe der Armkreise ist davon abhängig, wie gut Sie den Brustkorb stabilisieren können. Die Schultern sind weit weg von den Ohren. Der obere Rücken darf sich nicht von der Matte lösen.

Visualisierung:
Die Arme bewegen sich wie weiche Flügel aus der kraftvollen Zentrierung heraus.

Curl Ups

Auch wenn die Übung wie eine herkömmliche Bauchübung aussieht, so stellt sie doch andere Anforderungen an Ihren Körper. Durch die Aktivierung der inneren, tief liegenden Bauchmuskulatur bekommen Sie einen flachen Bauch, eine schmale Taille und gleichzeitig einen inneren Kraftgürtel, der den Rücken schützt und Sie zentriert.

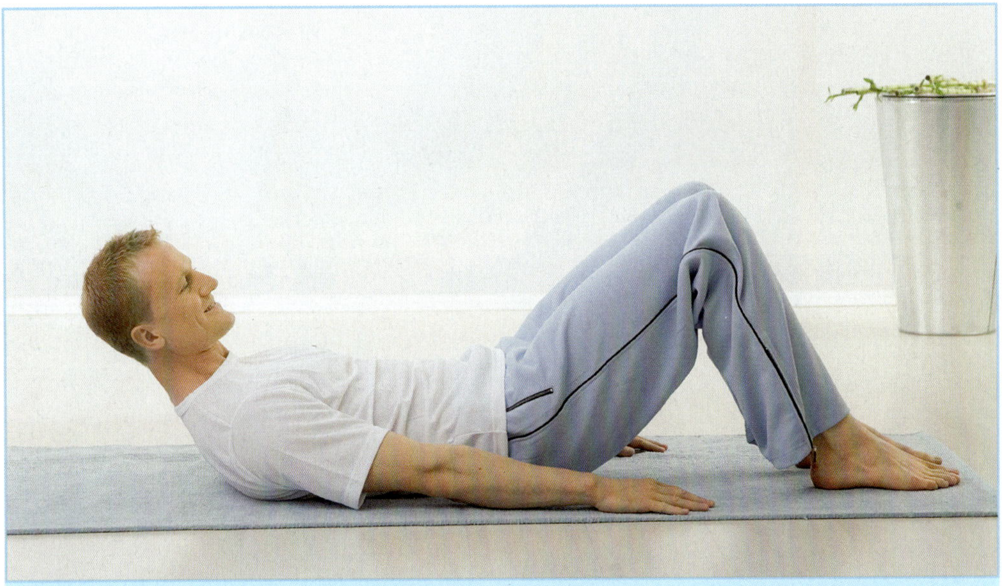

- Begeben Sie sich in die Grundposition. Beide Hände liegen auf dem Beckendreieck, um zu kontrollieren, ob die Bauchdecke nach innen gezogen bleibt.
- Rollen Sie zunächst den Kopf leicht zur linken und zur rechten Seite, um Ihre Nackenmuskulatur zu entspannen.
- Atmen Sie zur Vorbereitung in den Brustkorb ein. Atmen Sie aus und ziehen Sie den Bauchnabel nach innen und oben. Durch die Aktivität Ihres Powerhouse lösen Sie Kopf, Nacken, Schultern und Schulterblätter von der Matte. Atmen Sie in dieser Position mit flachem Bauch ein und legen Sie sich ausatmend gefühlvoll wieder zurück.

Fokus:
Ihr neutrales Becken bleibt unverändert, beide Sitzbeinknochen zeigen zu den Fersen. Lenken Sie den Blick in die Bewegungsrichtung, also zwischen den Beinen hindurch. Entspannen Sie Nacken, Kiefer und Gesicht.

Visualisierung:
Stellen Sie sich ein Stück Klebeband vor, das vom Schambein über den Bauch geht; es kräuselt sich im Curl Up nicht.

Curl Ups mit Handtuch

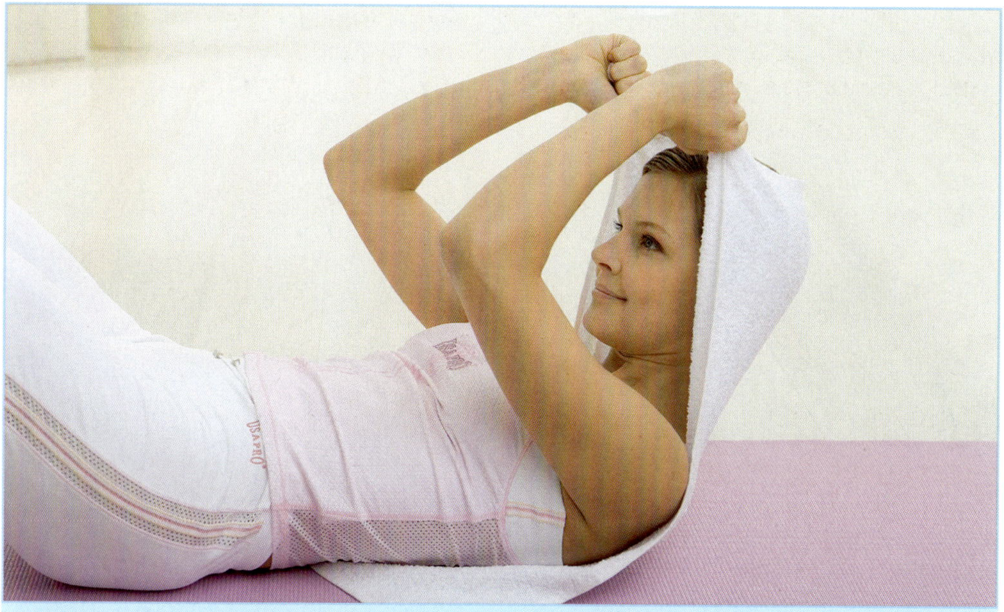

- Legen Sie sich in der Grundposition auf ein Handtuch und greifen Sie mit den Händen die oberen beiden Ecken. Aus den Augenwinkeln heraus können Sie nun Ihre gebeugten Ellenbogen sehen.
- Bauen Sie die Grundspannung auf, indem Sie den Nacken verlängern und sich vorstellen, die Schulterblätter in die hinteren Hosentaschen zu schieben; bringen Sie das Becken in die neutrale Position.
- Atmen Sie zur Vorbereitung ein. Atmen Sie jetzt aus, saugen Sie den Bauchnabel nach innen und oben und rollen Sie sich mit flachem Bauch in die Curl-Up-Position; Ihr Kopf liegt mit dem gesamten Gewicht im Handtuch, entspannen Sie Nacken und Schultern.
- Einatmend legen Sie sich gefühlvoll in die Ausgangsposition zurück.

Fokus:
Den Trick mit der Entlastung von Nacken und Schultern durch die Unterstützung des Handtuchs dürfen Sie bei jeder Pilates-Übung anwenden, wenn sich Ihr Nacken verkrampft. So können Sie sich auf die Powerhouse-Spannung konzentrieren und den Nacken dehnen sowie entlasten. Je kräftiger Ihr Powerhouse wird, umso besser vermögen Sie den Nacken auch ohne Hilfsmittel zu unterstützen.

Kombination aus Curl Ups und Arm Circles

► Kommen Sie aus der Grundposition ausatmend in ein kontrolliertes Curl Up und führen Sie beide Arme gleichzeitig in Richtung Ohren. Atmen Sie in der Curl-Up-Haltung in den Brustkorb ein und kreisen Sie beide Arme locker und fließend neben das Becken. Ausatmend die Arme wieder gestreckt in Richtung Ohren führen.

► Nach einigen Armkreisen legen Sie den Oberkörper und die Arme gefühlvoll zurück in die Relaxation Position.

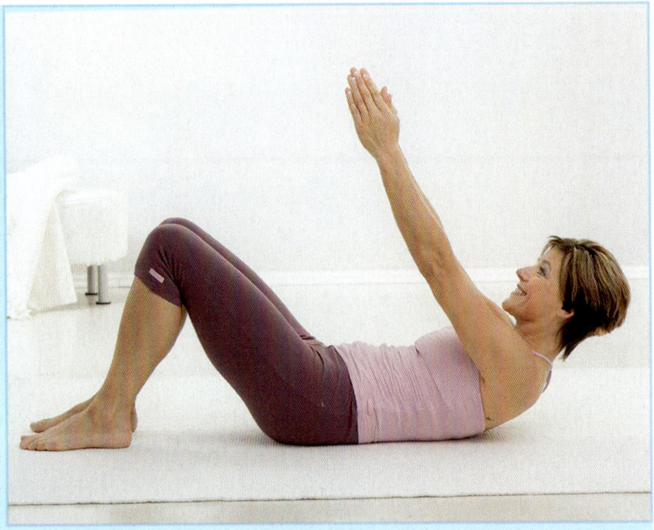

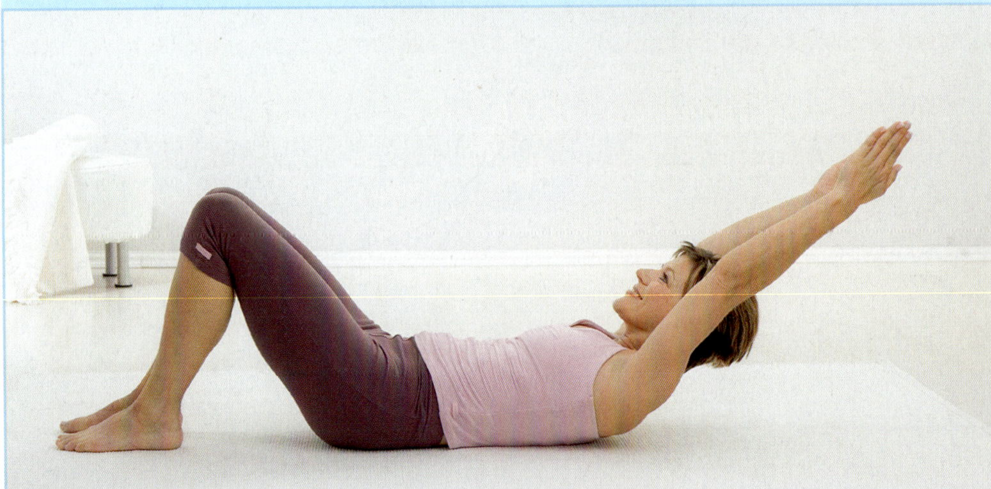

Fokus:
Während Sie kraftvoll das neutrale Becken stabilisieren, lassen Sie den Bauchnabel eingezogen und entspannen Sie Nacken und Kiefer. Kopf, Schultern und Wirbelsäule bleiben unverändert in einer Position. Hören Sie auf, sobald Sie eine Anspannung im Nacken fühlen.

Visualisierung:
Schieben Sie die Schulterblätter in die hinteren Hosentaschen. Vertiefen Sie dadurch die Kraft im Zentrum und vergrößern Sie den Abstand zwischen Ohren und Schultern.

Coccyx Curls – Steißbeinrolle

Die Rollbewegung von der Basis der Wirbelsäule aus steigert die Beweglichkeit des unteren Rückens und verbessert das Körpergefühl in diesem Bereich, das für viele Pilates-Übungen wichtig ist.

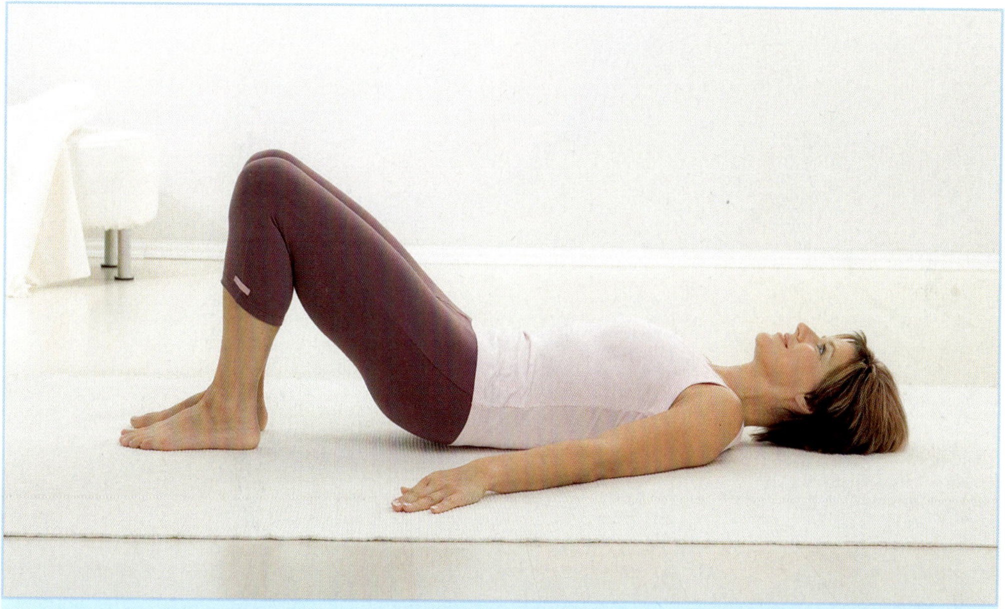

▸ Atmen Sie in der Grundposition ein und verlängern Sie gedanklich die Wirbelsäule. Atmen Sie aus, ziehen Sie den Bauchnabel nach innen und oben, schieben Sie das Steißbein in Richtung Decke, indem Sie über das Kreuzbein rollen und den unteren Rücken an die Matte schmiegen.

▸ Mit der Einatmung rollen Sie dann in die neutrale Beckenposition zurück.

Fokus:
Lassen Sie Schultern, Nacken und Brustkorb entspannt. Die Höhlung des Bauches initiiert und führt die Steißbeinrolle.

Visualisierung:
Drücken Sie den unteren Rücken in die Matte, so wie die Stars in Hollywood ihre Hände in den warmen Beton drücken, um ihren Handabdruck zu verewigen.

Spine Curls – Rückenwellen

Die Rückenwellen schulen die segmentale Beweglichkeit Ihres Rückens; das ist die Kunst, jeden Wirbel gegeneinander zu bewegen. Dadurch erreichen Sie eine gezielte Entlastung gestresster Körperregionen im Rücken, was relativ schnell angenehm spürbar wird.

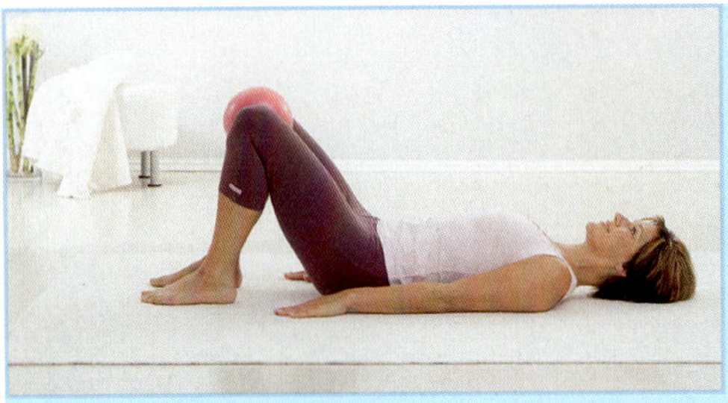

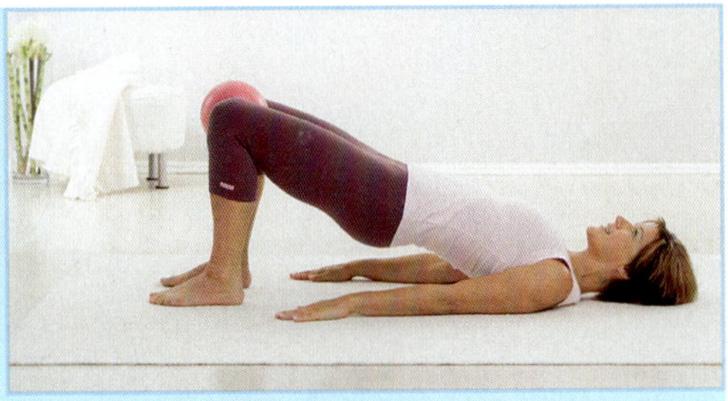

► In der Relaxation Position stehen Ihre Füße hüftgelenksbreit nebeneinander, die Knie zeigen senkrecht zur Decke, beide Arme liegen neben dem Körper. Schieben Sie die Fingerspitzen zum unteren Mattenrand.

► Atmen Sie ein und verlängern Sie gedanklich Ihre beiden Sitzbeinknochen bis zu den Fersen. Ausatmend höhlen Sie den Bauch, schieben das Steißbein nach oben, rollen über das Kreuzbein und schmiegen den unteren Rücken an die Matte; Sie beginnen an der Basis der Wirbelsäule, sich Wirbel für Wirbel aufzurollen in die Position der Schulterbrücke; das Schambein ist höher als der Bauchnabel, und beide Leisten sind angenehm gestreckt.

► Atmen Sie in dieser Haltung ein und beginnen Sie ausatmend, sich Wirbel für Wirbel von oben nach unten abzurollen. Gleiten Sie über die Position der Steißbeinrolle wieder in die neutrale Beckenposition.

Variation:
Halten Sie während des gesamten Bewegungsablaufs ein kleines Kissen, ein gefaltetes Handtuch oder einen kleinen Ball zwischen den Knien fest. Sie optimieren so das Alignment (die Ausrichtung) der Beine und kräftigen zusätzlich die Adduktoren, die Muskeln an den Innenseiten Ihrer Oberschenkel.

Fokus:
Lassen Sie Schultern, Nacken und Brustkorb entspannt. Die Höhlung des Bauches initiiert und führt die Rückenwellen.

Visualisierung:
Schließen und öffnen Sie vor Ihrem geistigen Auge einen Reißverschluss. Erst wenn Sie jeden einzelnen Wirbel, also jede Zacke des Reißverschlusses einbeziehen, ist er funktionstüchtig.

Kombination aus Spine Curls und Curl Ups

Dieser Bewegungsablauf schult die segmentale Beweglichkeit und Kontrolle, er trainiert das muskuläre Zusammenspiel. Durch die Kombination dieser komplexen Abläufe sensibilisieren Sie Ihr Körpergefühl und programmieren positive Bewegungsmuster.

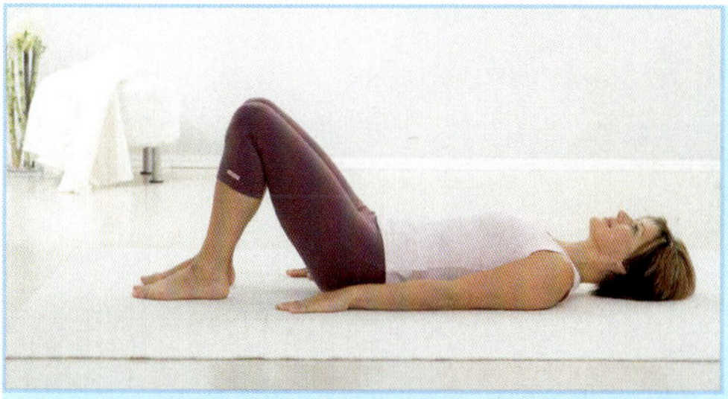

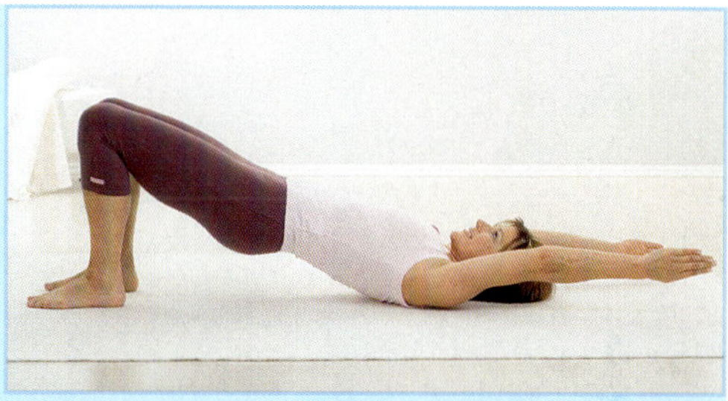

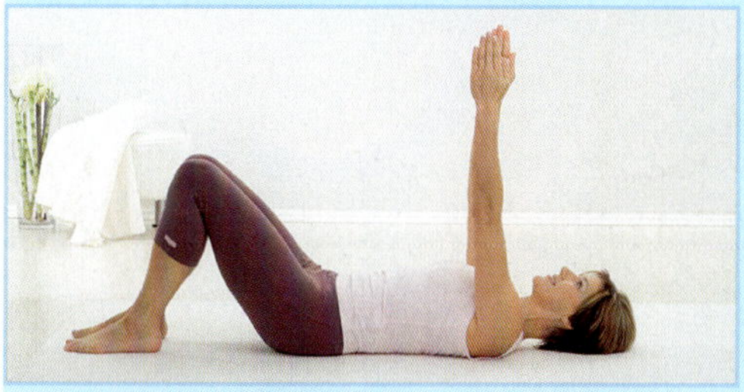

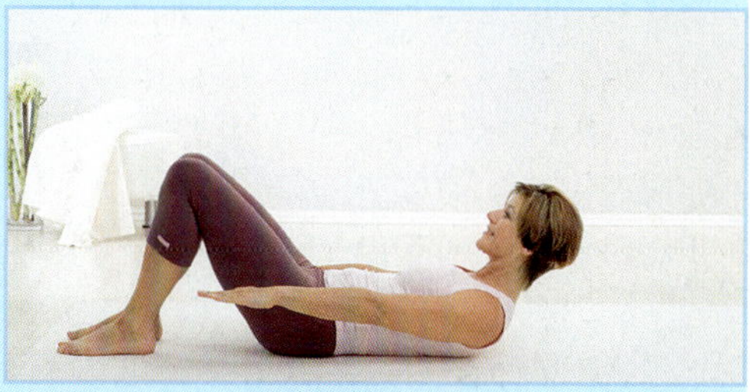

► Beginnen Sie in der Grundposition mit einer vorbereitenden Einatmung. Ausatmend rollen Sie Wirbel für Wirbel auf bis in die Position der Schulterbrücke.

► Einatmend stellen Sie die muskuläre Verbindung zwischen Rippen und Becken her und bringen beide Arme gestreckt, in einem nach oben geführten Bogen, zu den Ohren. Mit der folgenden Ausatmung rollen Sie den Rücken Wirbel für Wirbel zurück auf die Matte.

► Sie atmen ein und schieben ausatmend die Schulterblätter zum Becken; die Arme bewegen sich in eine senkrechte Position zur Decke. Die folgende Einatmung dient wieder der Vorbereitung, ausatmend gleiten Sie mit Hilfe des Powerhouse in das Curl Up.

► Atmen Sie ein und legen Sie Oberkörper, Kopf und Arme gefühlvoll zurück in die Ausgangsposition.

Fokus:
Kontrollieren Sie in jeder Phase die Stärke und Führung Ihres »Girdle of Strength«, Ihres natürlichen Kraftgürtels.

Visualisierung:
Bewegen Sie die Wirbelsäule wie eine Perlenkette, bei der Sie jede Perle einzeln auf ein Kissen legen oder vom Kissen abheben.

Hip Rolls – Hüftrollen

Die seitliche Rollbewegung der Hüfte schult die Verbindung von Rotation und Stabilisation der Wirbelsäule. Erleben Sie Ihr inneres Kraftzentrum, wenn es das Becken immer wieder sicher zentriert, und trainieren Sie dabei die schräge Bauchmuskulatur. Unterschiedliche Ausgangspositionen und Beinhaltungen verändern die Hebelwirkungen und intensivieren dadurch die Muskelaktivität.

Hip Rolls 1

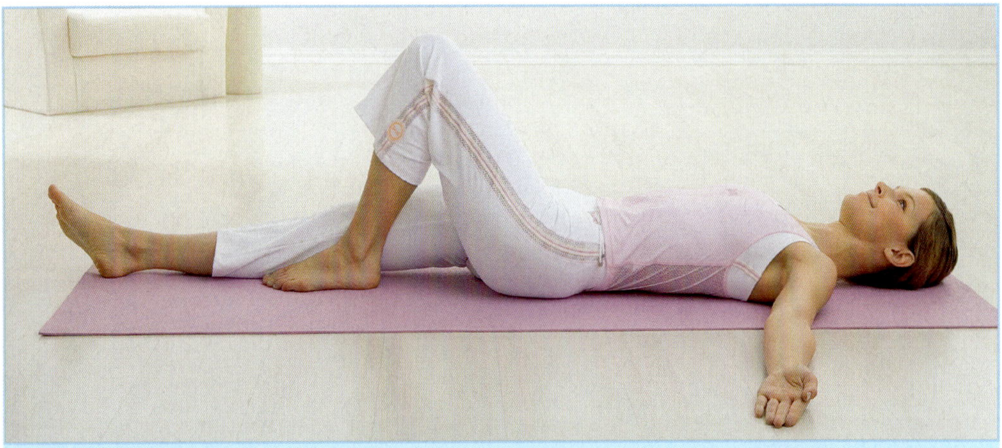

► Rückenlage, der linke Fuß ist aufgestellt, das rechte Bein am Boden ausgestreckt. Beide Arme befinden sich gerade neben den Schultern in der T-Position, die Handinnenflächen zeigen nach oben. Ziehen Sie die Schulterblätter nach unten zum Becken, verlängern Sie die Wirbelsäule.

► Einatmend schieben Sie das linke Knie zur rechten Seite. Die linke Gesäßseite, die Beckenseite, die Taille und der seitliche Brustkorb lösen sich Stück für Stück von der Matte; Schulterblätter, Schultern und Arme bleiben stabil.

► Ausatmend ziehen Sie den Bauchnabel zur Wirbelsäule und rollen aus dieser Kraft in umgekehrter Reihenfolge (Rippenbogen, Taille, Becken, Gesäß) wieder zurück zur Matte.

► Wiederholen Sie die Übung nun mit dem anderen Bein.

Fokus:

Beginnen Sie jeweils mit kleinen Bewegungen und steigern Sie sich langsam, so dass jede Phase genau kontrolliert werden kann. Die gegenüberliegende Schulter bleibt immer am Boden, der Nacken ist entspannt und lang.

Visualisierung:

Ziehen Sie den Bauchnabel ein wie einen Matratzenknopf.

Hip Rolls 2

► Starten Sie wie in Hip Rolls 1 und strecken Sie am Ende der Einatmung das linke Bein zur rechten Seite aus.

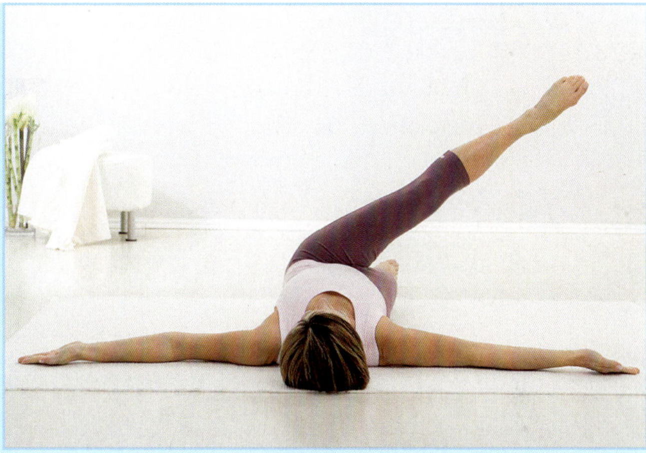

► Ausatmend ziehen Sie den Bauchnabel zur Wirbelsäule und rollen Brustkorb, Taille, Becken und Gesäß mit gestrecktem Bein zurück.

► Mit der folgenden Einatmung beugen Sie das linke Bein; Sie stellen den linken Fuß ausatmend auf, lassen das Bein am Boden in die Streckung gleiten und stellen gleichzeitig den rechten Fuß auf.

► Während Sie wieder einatmen, beginnen Sie mit der rechten Seite.

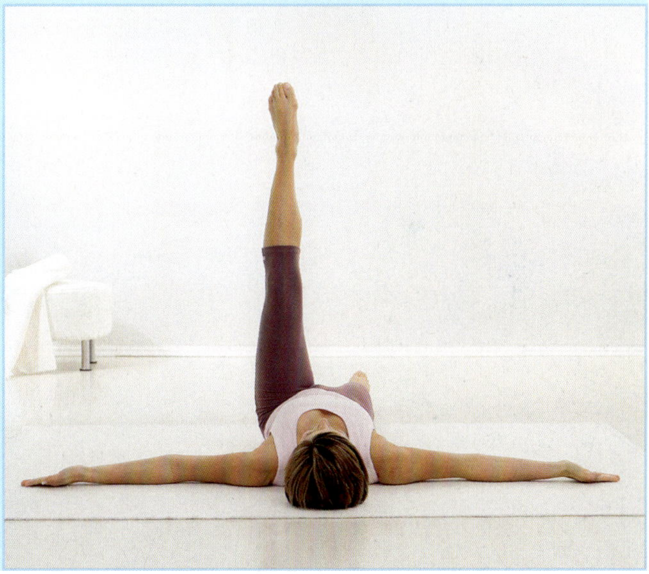

Fokus :

Beide Schulterblätter bleiben unverändert auf der Matte. Nehmen Sie die Mobilisation und die perfekte Ausrichtung des unteren Rückens über Ihr Powerhouse wahr.

Visualisierung :

Ihr Bein beschreibt in der Luft einen Regenbogen in Ihren Lieblingsfarben.

Hip Rolls 3

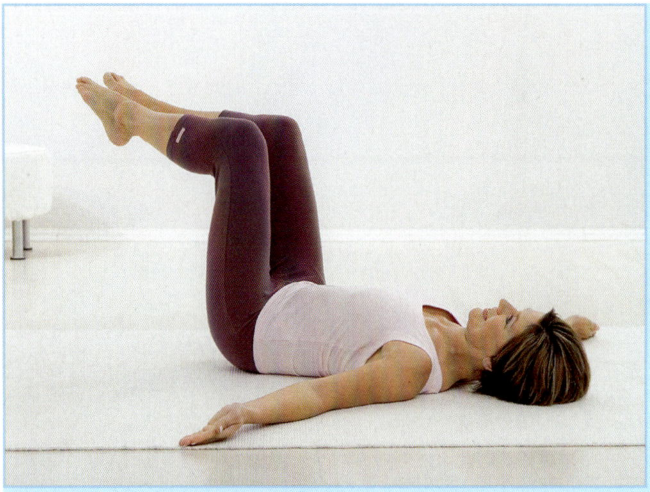

▸ In der Rückenlage wieder beide Arme in die T-Position ausstrecken. Ziehen Sie die gebeugten Knie nacheinander zum Körper heran. Ihre Oberschenkel stehen senkrecht, beide Knie sind direkt über den Hüftgelenken, beide Unterschenkel waagerecht; dadurch entsteht ein rechter Winkel. Ihr Beckendreieck ist horizontal, so dass sich Wirbelsäule und Becken in der physiologisch neutralen Position befinden.

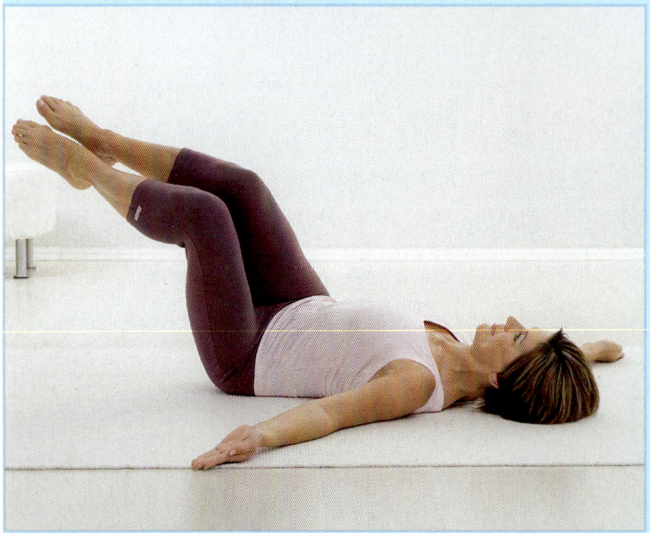

▸ Atmen Sie zur Vorbereitung ein. Ausatmend schieben Sie die Schulterblätter zum Becken und lösen die rechte Gesäßseite, die Beckenseite, die Taille sowie den seitlichen Brustkorb von der Matte. Schulter und Arme bleiben stabil, der Kopf rollt leicht nach rechts.

▸ Atmen Sie in der Rotation ein, ausatmend ziehen Sie den Bauchnabel zur Wirbelsäule und rollen allmählich zurück.

Fokus :

Während Schultergürtel, Arme und oberer Rücken gut fixiert liegen bleiben, rollt das Becken zur Seite und wird dann aus der inneren Kraft wieder zurückgerollt. Passen Sie sensibel die Größe der Rollbewegung an Ihre Stabilisationskraft an, synchronisieren Sie gefühlvoll Bewegung und Atmung.

Visualisierung :

Ihr Powerhouse zieht den Körper wie ein Magnet in die Rückenlage.

Die Katzen-Serie

»Mit 20 Minuten täglicher Praxis wird Ihr Rücken gekräftigt und beweglich wie bei einer Katze«, pflegte Joseph Pilates zu sagen. In der Katzenposition können unzureichende Schulter- und Armbewegungen sowie falsche muskuläre Muster der Kopf-Nacken-Haltung konsequent und erfolgreich durch das Stütztraining korrigiert werden.

The Moving Cat – Die bewegliche Katze

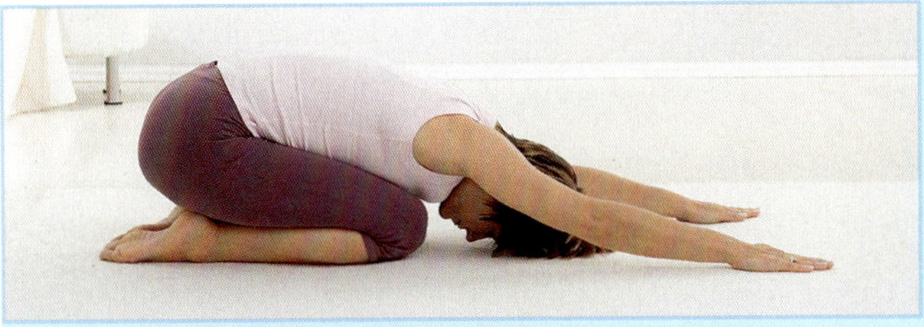

▸ Sie beginnen in der Ruheposition (siehe Seite 107).

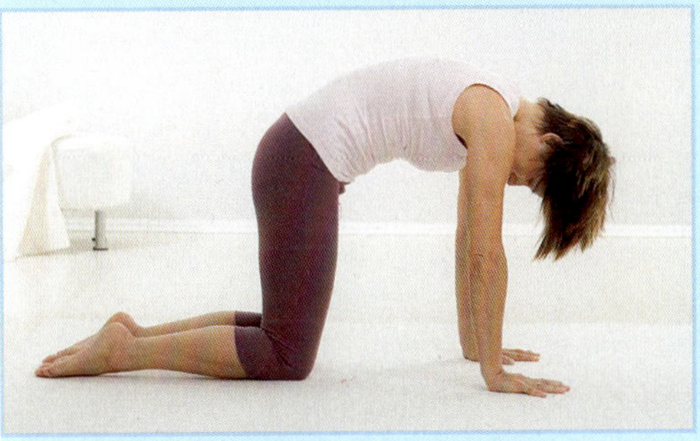

▸ Ausatmend ziehen Sie den Bauchnabel zur Wirbelsäule, das Kinn zum Brustbein und das Steißbein unter den Körper, bis eine große C-Kurve aus dem gesamten Rücken entsteht. Sie bewegen sich nach vorn.

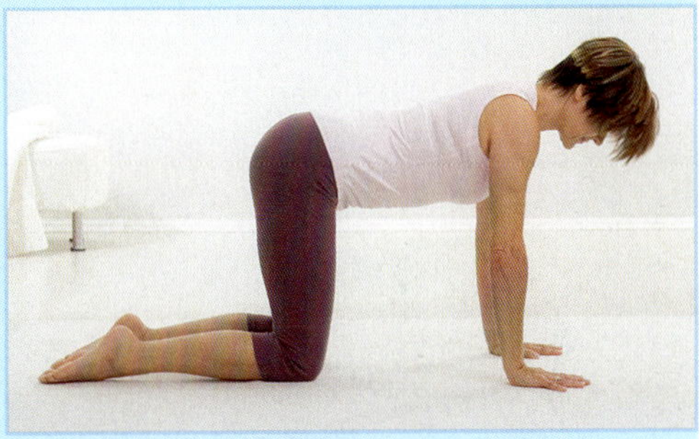

▸ Sobald Sie das Gewicht auf den Händen spüren, atmen Sie ein, bringen das Becken wieder in die neutrale Position und beginnen an der Basis der Wirbelsäule, sich in die perfekte Katzenposition zu rollen.

▸ Sie schieben am Ende der Einatmung das Becken wieder zurück in die Ruheposition.

Fokus:
Um eine harmonische C-Kurve entstehen zu lassen ziehen Sie das Steißbein unter den Körper, als würde die Katze den Schwanz einziehen. Verlängern Sie anschließend den Rücken, indem Sie den Scheitel nach vorn und die Sitzbeinknochen nach hinten schieben.

Visualisierung:
Bewegen Sie sich wie eine Katze, die sich nach dem Mittagsschlaf genüsslich dehnt und streckt.

The Powerful Cat – Die kraftvolle Katze

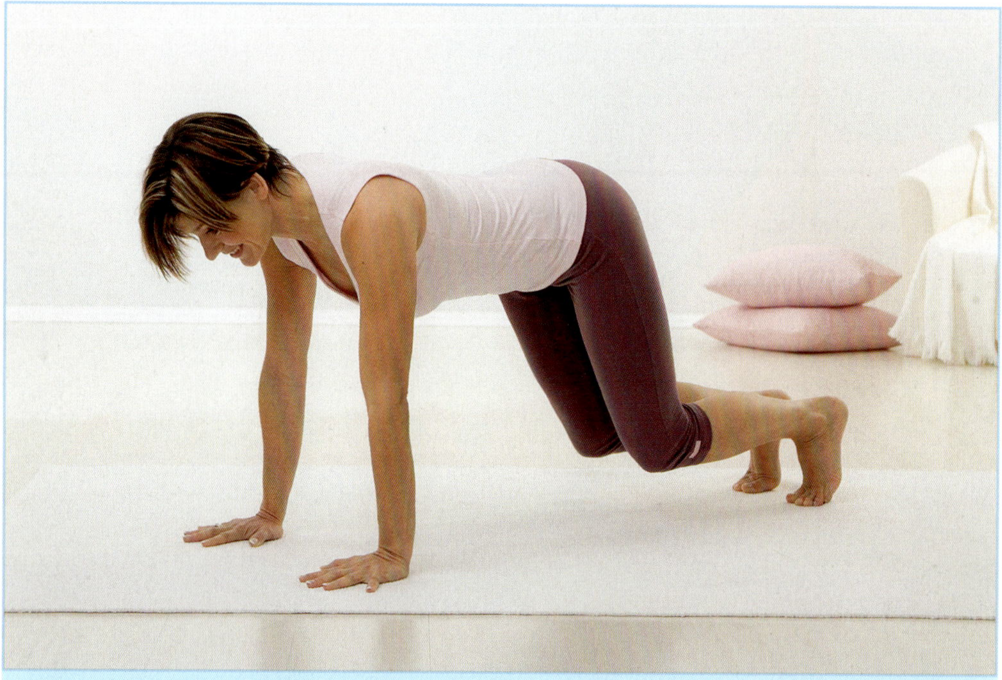

- Knien Sie hüftgelenksbreit auf der Matte, die Hände sind genau unter den Schultern, alle Finger sind gefächert. Oberschenkel und Arme stehen senkrecht, das Becken befindet sich in neutraler Position; Kopf und Wirbelsäule bilden eine Linie.
- Atmen Sie in der Katzenposition ein, ziehen Sie ausatmend den Bauchnabel zur Wirbelsäule, bis sich Ihre Knie einige Zentimeter von der Matte lösen.
- Atmen Sie in der Schwebe ein und legen Sie die Knie ausatmend in Zeitlupe zurück auf die Matte.

Fokus:
Die Schultern bleiben weit von den Ohren weg. Nehmen Sie die unterschiedliche Qualität Ihres Powerhouse wahr bei der Unterstützung der physiologischen Rückenhaltung in der Ausgangsposition, bei der Steigerung der Spannung und bei der bremsenden Kraft, welche die Knie sanft landen lässt.

Visualisierung:
Balancieren Sie gedanklich einen Stab auf dem Hinterkopf, der Brustwirbelsäule und dem Kreuzbein.

Cat Balance – Katzenbalance

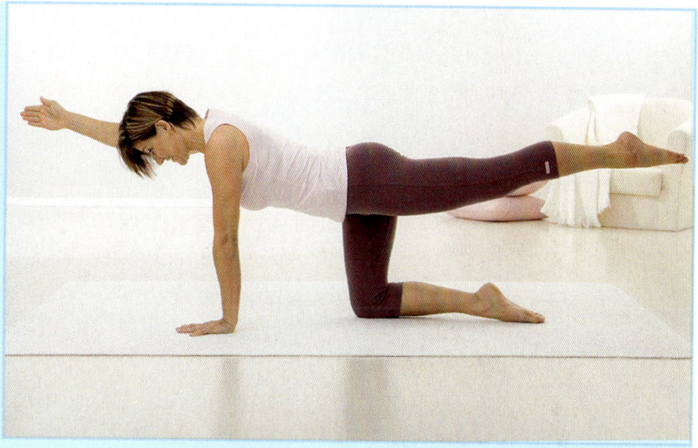

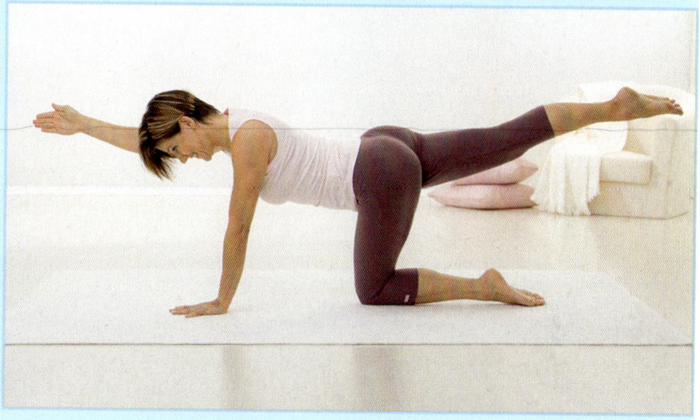

- Atmen Sie in der Katzenposition ein, ausatmend ziehen Sie den Bauchnabel zum Herzen und schieben das rechte Schulterblatt zum Becken. Sie lösen die rechte Hand von der Matte und führen den Arm gestreckt bis zur Höhe des rechten Ohrs, der Daumen wird zur Decke gedreht. Einatmend setzen Sie mit stabiler Wirbelsäule die rechte Hand zurück unter die rechte Schulter.
- Führen Sie diesen Ablauf ausatmend mit dem linken Arm durch.
- Nach einigen Wiederholungen lassen Sie die Hände aufgestützt und strecken, unter der Kontrolle des neutralen Beckens, ausatmend Ihr rechtes Bein aus dem Körperzentrum heraus am Boden aus; Sie lösen dann den Fuß von der Matte und heben das Bein nach hinten an. Setzen Sie jetzt einatmend das rechte Knie wieder unter dem rechten Hüftgelenk auf.
- Wechseln Sie einige Male. Gelingt Ihnen alles mühelos, dann kombinieren Sie die Bewegung diagonal, also linkes Bein und rechter Arm. Wenn Sie Ihre Stabilisation noch mehr fordern möchten, so können Sie die Bewegung des Beins mit dem Arm auf der gleichen Seite durchführen.

Fokus:
Halten Sie die Verbindung von Rippen und Becken, der Nacken bleibt lang, der Kopf bildet die Verlängerung der Wirbelsäule, und das Becken ist neutral. Bleiben Sie in der Bewegung fließend und synchron mit Ihrer Atmung.

Visualisierung:
Balancieren Sie eine wertvolle Vase auf Ihrem Kreuzbein und eine andere auf dem oberen Rücken.

The Dart – Der Pfeil

Die Übungen in Bauchlage kräftigen Ihren Rücken und fördern die Rumpfstabilität. Sie steigern Ihr Körperbewusstein für die Schulterblattposition, zugleich stärken und stabilisieren sie die Muskeln. Der Pfeil dehnt vor allem den oberen Rücken, indem die Schulterblätter in Richtung Becken gleiten und die Brustwirbelsäule gleichzeitig gestreckt wird.

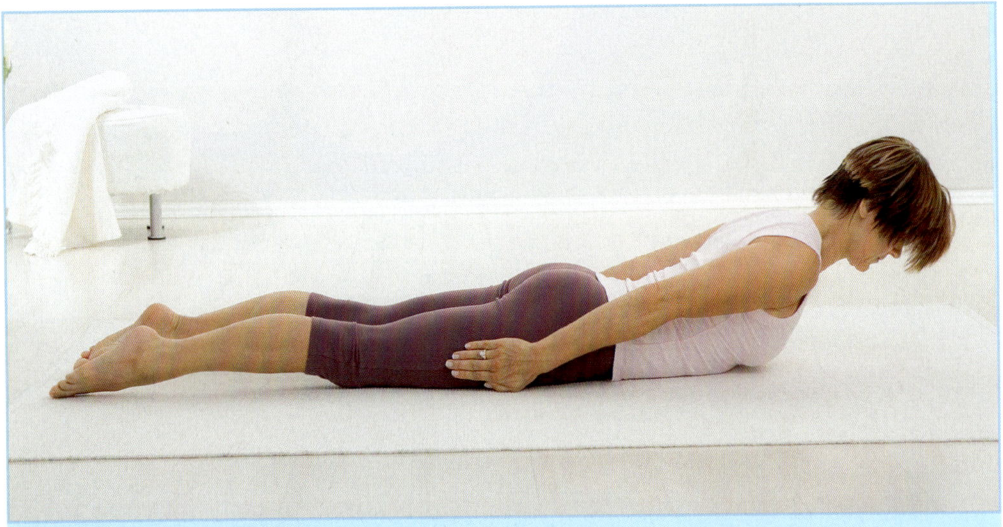

▸ Begeben Sie sich in Bauchlage, die Stirn liegt auf der Matte. Strecken Sie beide Arme jeweils seitlich am Körper aus, die Handinnenflächen sind zum Körper gedreht. Beide Beine liegen parallel und hüftgelenksbreit auseinander, die Füße sind ausgestreckt.

▸ Einatmend verlängern Sie die Wirbelsäule, indem Sie die beiden Sitzbeinknochen zu den Fersen schieben und das Kinn sanft zum Hals ziehen. Ausatmend höhlen Sie den Bauch, Sie schieben die Schulterblätter zum Becken und die Fingerspitzen zu den Füßen. Heben Sie jetzt ganz vorsichtig und langsam das Brustbein und die Stirn von der Matte.

▸ Einatmend fühlen Sie die Verlängerung des Körpers von den Zehenspitzen bis zur Kopfkrone. Ausatmend senken Sie den Oberköper, der Bauch bleibt dabei eingezogen.

Fokus:
Halten Sie den Kopf als Verlängerung der Wirbelsäule, der Nacken bleibt faltenfrei. Höhlen Sie den Bauch und halten Sie die Verbindung zwischen Rippen und Becken auch in der Extension (Streckung).

Visualisierung:
Verlängern Sie sich über den Körper hinaus wie ein nach vorne fliegender Pfeil.

Rest Position – Ruheposition

Die Ruheposition entlastet den Rücken und dehnt ihn von der Lendenwirbelsäule bis zum Nacken. Sie können diese Haltung als Gegenbewegung nach allen Flows in der Bauchlage nutzen oder als fließenden Übergang in die nächste Pilates-Übung. In der Ruheposition lenken Sie die Atemzüge in den hinteren Bereich der Lungenspitzen und können die seitliche Brustkorbatmung wahrnehmen.

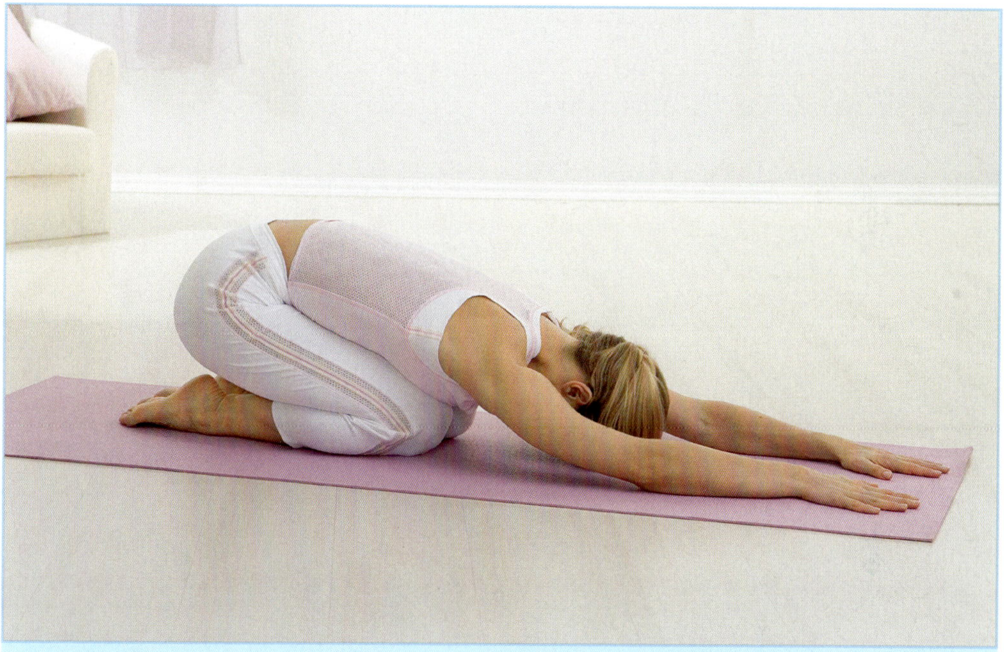

► Knien Sie sich auf die Matte, die Fußspitzen berühren sich. Legen Sie den Oberkörper auf die Oberschenkel und die Stirn auf die Matte.

► Um die Ruheposition dann wieder zu verlassen, senken Sie das Steißbein in Richtung Matte. Sie ziehen beide Sitzbeinknochen zu den Fersen und rollen die Wirbelsäule artikuliert von unten nach oben auf.

Fokus:
Geben Sie das gesamte Gewicht des Kopfes an die Unterlage ab und beobachten Sie aufmerksam Ihre Atemzüge an Rücken und Brustkorb.

Visualisierung:
Lassen Sie jegliche Spannungen aus Schultern, Nacken und Rücken quasi in die Erde »rieseln«.

Die klassischen Pilates-Übungen mit Variationen

Wir beginnen mit »The Hundred – Die Hundert«. Das ist eine der klassischen Pilates-Übungen, die alle sechs Prinzipien vereint. Die spezielle Stakkato-Atmung und die rhythmischen Armbewegungen sind eine besondere Anforderung an die Stabilisation und die Powerhouse-Technik. Da das Original sehr hohe koordinative und muskuläre Ansprüche stellt, zeigen wir die Übung auf unterschiedlichen Levels. Wenn Sie eine Übung spielerisch beherrschen, beginnen Sie mit der nächsten. Bedenken Sie: Im Pilates-Training ist weniger meist mehr!

The Hundred für Einsteiger

- Begeben Sie sich in die Grundposition und halten Sie die gestreckten Arme etwa zehn Zentimeter über der Matte, mit leichtem Zug der Fingerspitzen zum unteren Mattenrand.
- Ziehen Sie den Bauchnabel nach innen und oben und beginnen Sie, in gleichmäßigem Rhythmus fünfmal schnüffelnd durch die Nase einzuatmen und fünfmal im Staccato-Rhythmus durch den Mund auszuatmen. Bewegen Sie die Arme im Rhythmus Ihrer Atmung in kontrollierten Paddelbewegungen gestreckt nach unten und oben, als würden Sie ein Luftkissen einige Zentimeter zusammendrücken, das Ihre Arme wieder nach oben schiebt.

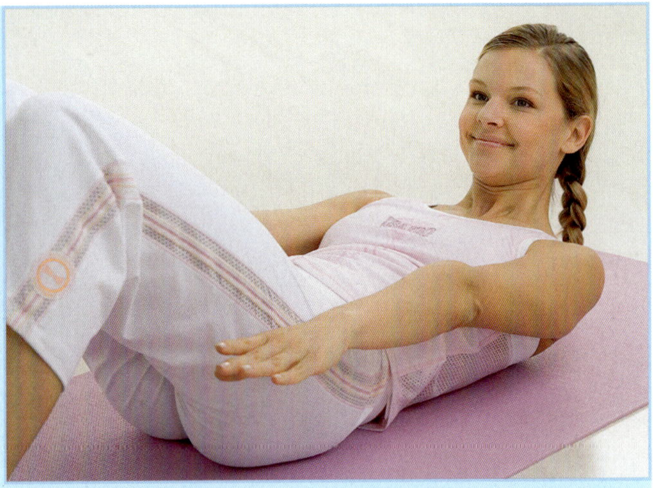

- Vergewissern Sie sich, dass die Bauchdecke nach innen gezogen bleibt und die gestreckten Arme von den Schultern bis zu den Fingerspitzen paddeln.

Fokus:
Lassen Sie die Stakkato-Atmung stressfrei fließen und nehmen Sie sich jederzeit bei Bedarf eine Pause. Bewegen Sie die Arme zielgerichtet, aber frei von Verspannungen im Schulter-Nacken-Bereich. Schieben Sie die Schulterblätter zum Becken.

Visualisierung:
Denken Sie an den Reißverschluss und den Knopf der engen Jeans, die geschlossen bleiben müssen.

The Hundred Level 2

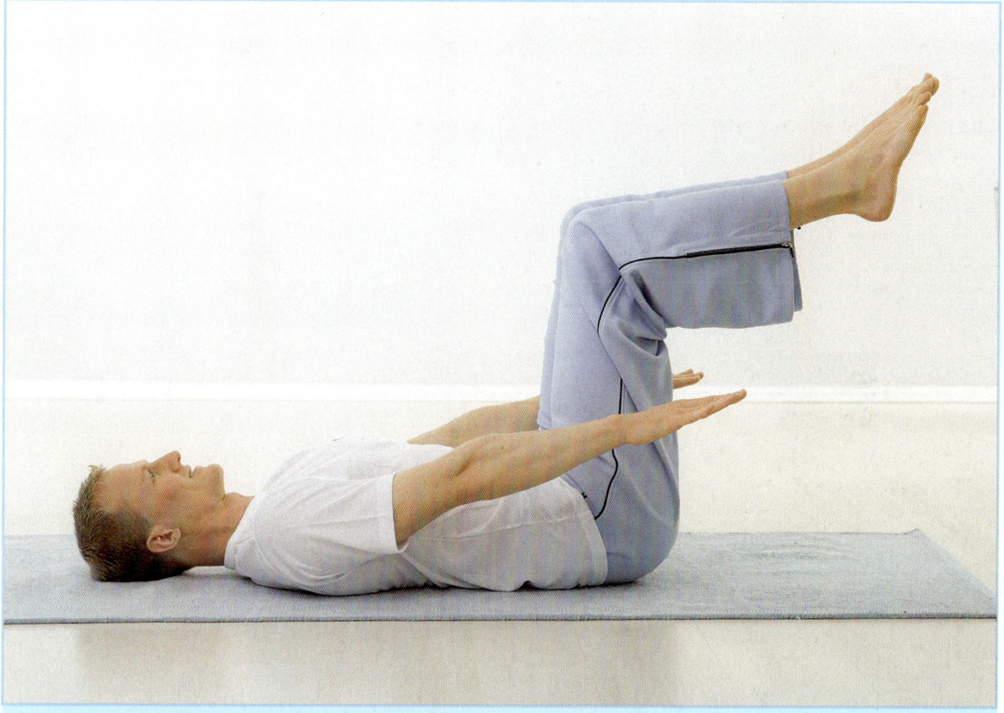

► Heben Sie aus der Grundhaltung heraus beide Beine rechtwinklig an, das Becken ist neutral, die Knie befinden sich genau senkrecht über den Hüftgelenken.

► Verlängern Sie einatmend gedanklich die Wirbelsäule und starten Sie mit der Atemtechnik und der Armbewegung von »The Hundred für Einsteiger« (siehe Seite 108).

Fokus:
Halten Sie die Schultern weit entfernt von den Ohren. Paddeln Sie einen gleichmäßigen Rhythmus mit den gestreckten Armen wie den Takt einer schwungvollen Melodie.

Visualisierung:
Pumpen Sie kraftvoll mit beiden Armen gegen zwei Sprungfedern, welche die Arme immer wieder nach oben schieben, während Ihre Bauchdecke flach und gespannt bleibt.

The Hundred Level 3

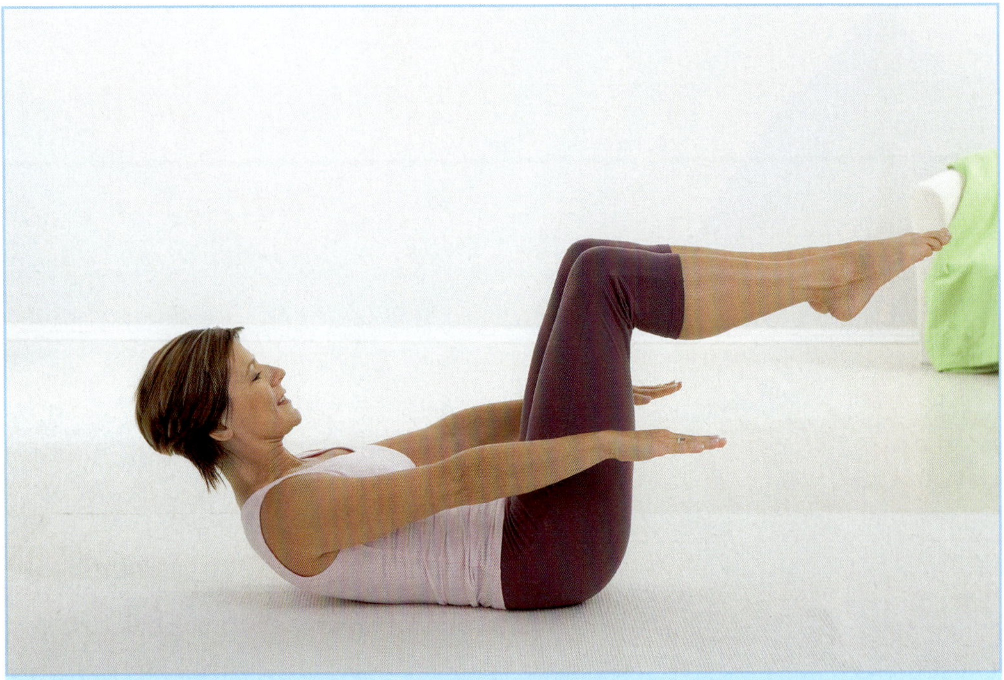

► Kombinieren Sie die Beinhaltung von Level 2 mit der Curl-Up-Position (siehe Seite 94).

► Aus der Grundposition heben Sie ausatmend die Beine nacheinander an, bis die Oberschenkel senkrecht über den Hüftgelenken und die Unterschenkel waagrecht sind.

► Verlängern Sie einatmend die Wirbelsäule und kommen Sie ausatmend in die Curl-Up-Position, indem Sie den Beckenboden aktivieren und die unteren Rippenbögen aktiv in Richtung Becken bewegen. Das Becken bleibt in der neutralen Position, die Bauchdecke flach.

► Schieben Sie die Fingerspitzen zum unteren Mattenrand und beginnen Sie mit der Pumpbewegung.

Fokus:

Gönnen Sie sich unbedingt eine Pause, wenn der Atemrhythmus holpert oder wenn Sie die Bauchdecke nicht mehr eingezogen halten können. Verlängern Sie den Nacken und lassen Sie Hals und Kiefer entspannt.

Visualisierung:

Spüren Sie die Energetisierung durch das »percussive Breathing«, durch die Stakkato-Atmung.

The Hundred Level 4

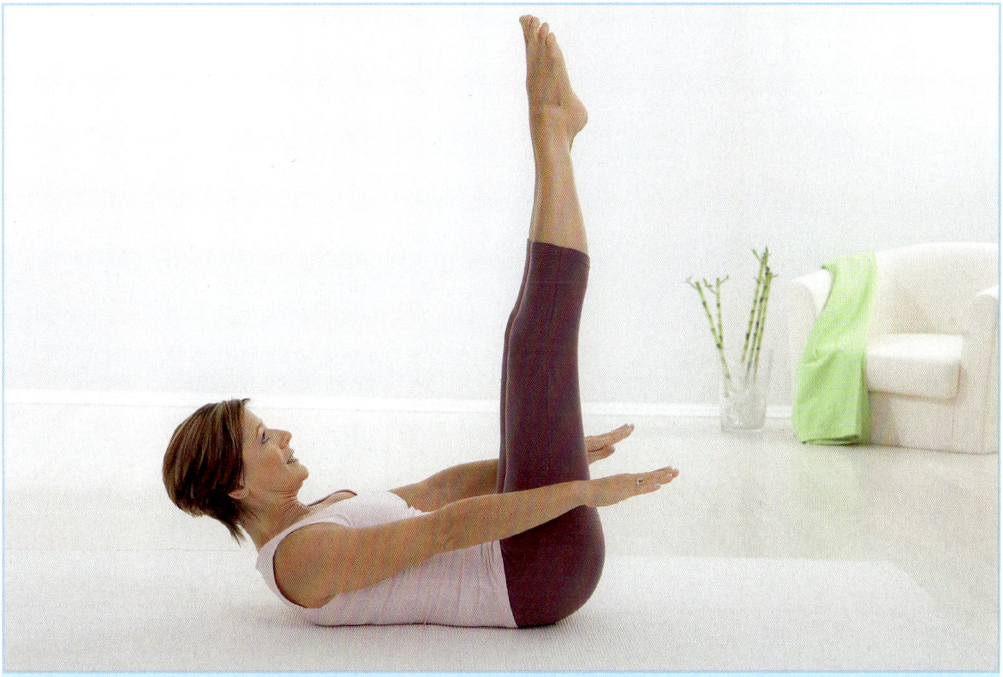

- Sie beugen in der Grundposition beide Knie rechtwinklig über dem Körper.
- Aktivieren Sie das Powerhouse, begeben Sie sich ausatmend in die Curl-Up-Position und strecken Sie die Beine locker senkrecht nach oben. Starten Sie mit der Atmung und Pumpbewegung wie in den anderen Levels.
- Lenken Sie den Blick durch die Beine, entspannen Sie Kiefer, Nacken, Gesicht und Hals.
- Steigern Sie die Stakkato-Atmung langsam, so dass Sie wie bei »The Hundred – Das Original« (siehe Seite 112) den Zyklus »fünfmal einatmen – fünfmal ausatmen auf 10 Wiederholungen«, also 100 Atemzüge ausdehnen.

Fokus:
Lenken Sie Ihre Konzentration auf die Stabilisation der Wirbelsäule und halten Sie den Bauch flach und eingezogen; die Schwingungen des Rückens und die Auflageflächen bleiben unverändert. Senken Sie das Kinn entspannt in Richtung Hals und lenken Sie den Blick durch die Beine. Lassen Sie die Schulterblätter nah beim Becken und die Schultern weit entfernt von den Ohren.

The Hundred – Das Original

Ziele dieses Pilates-Klassikers sind die Rumpfstabilisation und Koordination der Atmung sowie die Zentrierung und Übertragung dieser Kräfte in die Extremitäten. Sie erfahren eine vielfältige Muskelstärkung. Gehen Sie zum Original erst über, wenn Sie alle vier Levels spielerisch beherrschen.

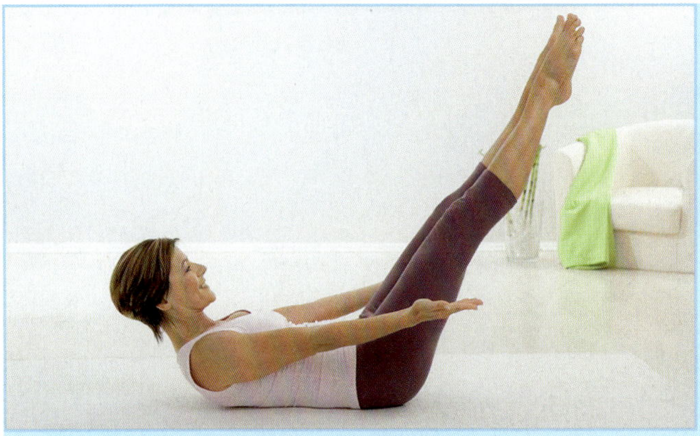

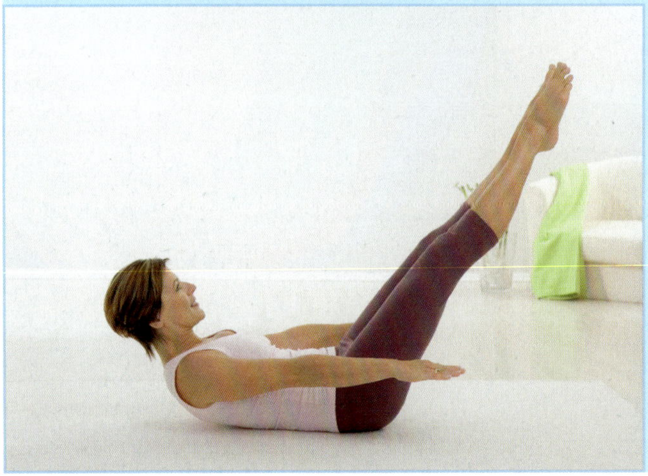

- Beginnen Sie in der Rückenlage mit angewinkelten Beinen. Atmen Sie in den Brustkorb ein. Saugen Sie ausatmend den Bauchnabel nach innen und oben, das Kinn schieben Sie sanft zum Hals. Aus der Powerhouse-Spannung rollen Sie in die Curl-Up-Position auf, Sie lösen die Arme von der Matte und strecken beide Beine zur Decke hin.
- Drehen Sie die Beine aus den Hüftgelenken nach außen und spannen Sie die Innenseiten der Beine gegeneinander, um die Aktivität des Beckenbodens zu erhöhen. Lassen Sie die Beine nach vorn sinken.
- Sie atmen fünfmal schnüffelnd ein und drehen dabei die Handinnenflächen während des Paddelns nach oben und jeweils während der Ausatmung nach unten. Nach etwa hundert Atemzügen die Knie beugen, den Oberkörper zurücklegen.

Fokus:

Die Bauchdecke bleibt konsequent nach innen gezogen, das Becken neutral. Schieben Sie die Fingerspitzen zum unteren Mattenrand und die Schulterblätter zum Becken. Entspannen Sie das Dekolleté, den Hals und den Kiefer. Die Armbewegungen bleiben isoliert und setzen den Körper nicht in Bewegung.

Single Leg Stretch – Dehnung mit einem Bein

Besondere Aufmerksamkeit bei der einbeinigen Dehnung verlangt die Kontrolle über den Oberkörper, während sich die Beine rhythmisch bewegen. Die Übung gehört zu den »Top 5« der Pilates-Serie und ist ein effektives Bauchtraining mit integrierter Koordinationsschulung.

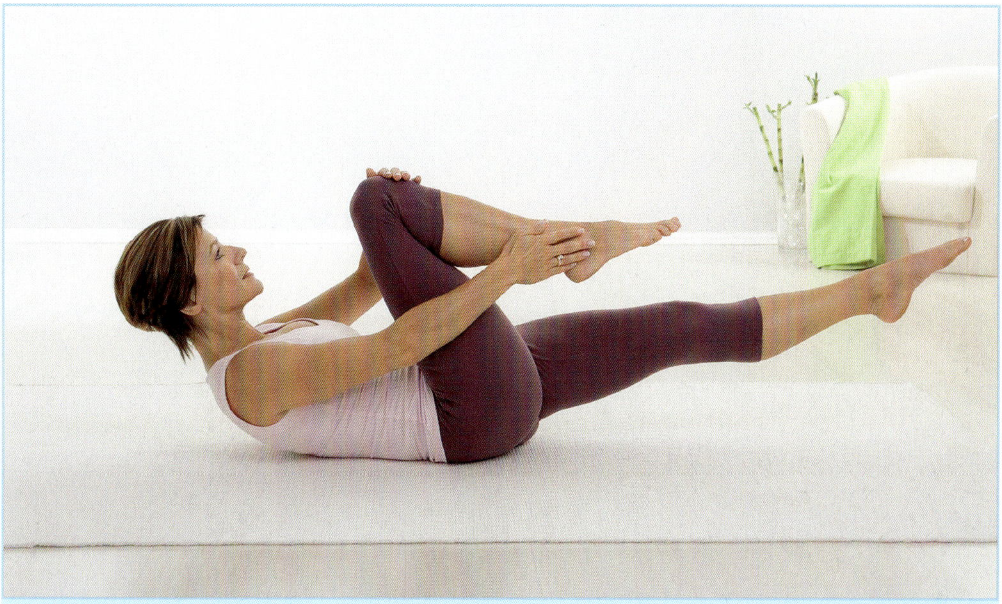

- Beginnen Sie in der Rückenlage, beide Beine befinden sich im rechten Winkel über den Hüftgelenken.
- Atmen Sie zur Vorbereitung ein, legen Sie die linke Hand von oben auf das rechte Knie und die rechte Hand außen an den rechten Knöchel. Ziehen Sie ausatmend den Bauchnabel nach innen und oben, lösen Sie Kopf und Schultern von der Matte und strecken Sie das linke Bein schwebend über der Matte aus.
- Halten Sie die Position während der Einatmung und wechseln Sie die Seiten mit der nächsten Ausatmung.

Fokus:
Entspannen Sie Hals, Kiefer, Schlüsselbeine und Nacken. Folgen Sie mit dem Blick dem Bein, das sich streckt. Entscheidend für die Zentrierung ist die Höhe dieses Beins. Je tiefer Sie es sinken lassen, umso mehr Kraft benötigen Sie, um das Beckendreieck neutral zu halten.

Visualisierung:
Verlängern Sie das Bein aus der Kraft Ihres Körperzentrums kilometerlang, besser noch ohne Ende.

Double Leg Stretch – Dehnung mit beiden Beinen

Bei dieser Variante werden die Anforderungen nicht nur durch die Bewegungen mit zwei Beinen gesteigert, sondern zusätzlich noch durch die Kombination mit Curl Ups (siehe Seite 94) und Armkreisen (siehe Seite 93). Die Koordination von Atmung und fließenden Bewegungen der Extremitäten verbindet Körper und Geist. Ausnahmsweise starten Sie die Bewegung mit einer Einatmung, denn am anspruchsvollsten ist es, wenn Sie Arme und Beine gleichzeitig vom Körperzentrum entfernen. In dieser Phase benötigen Sie viel Kraft im Körperzentrum.

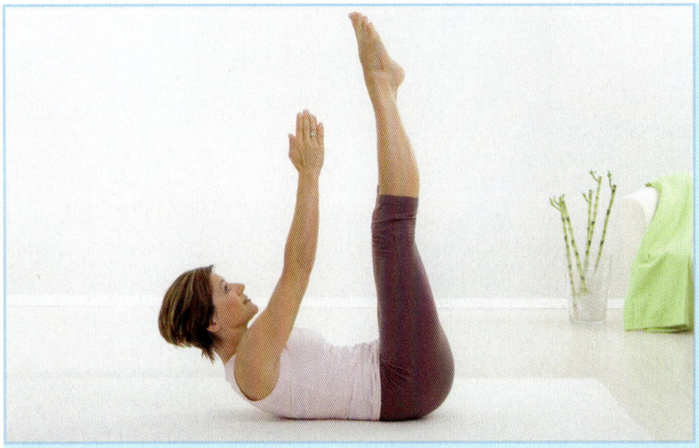

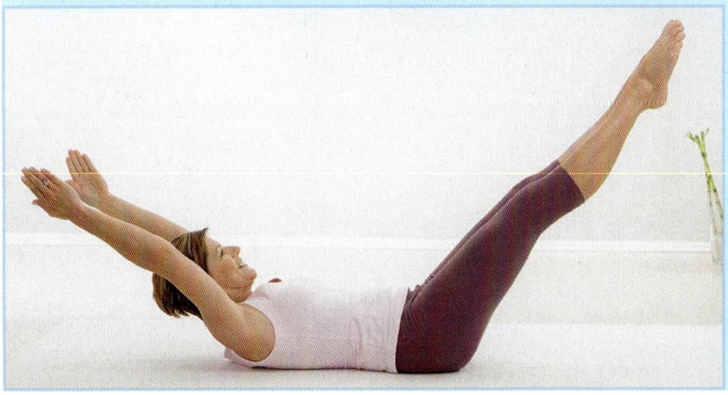

- Ziehen Sie in der Rückenlage die Beine zum Körper und aktivieren Sie ausatmend das Powerhouse. Atmen Sie ein, strecken Sie beide Beine und Arme senkrecht zur Decke und heben Sie Kopf und Schultern in die Curl-Up-Position.
- Ausatmend führen Sie die Beine kontrolliert nach vorn und die Arme in Richtung Ohren. Mit der folgenden Einatmung beugen Sie die Beine, strecken sie wieder nach oben und bringen die Arme seitwärts kreisend zurück in die Ausgangsposition.
- Wiederholen Sie den Ablauf unter Kontrolle des Powerhouse und beenden Sie die Übung dann in der Startposition.

Variation:
Drehen Sie beide Beine aus dem Hüftgelenk und drücken Sie die Fersen sanft zusammen.

Fokus:
Halten Sie Kopf und Schultern mit entspanntem, langem Nacken immer in der gleichen Position angehoben. Höhlen Sie kraftvoll den Bauch und fixieren Sie die Auflagefläche des Rückens.

Visualisierung:
Ihre Wirbelsäule bleibt wie in Beton gegossen.

The Scissors – Die Schere

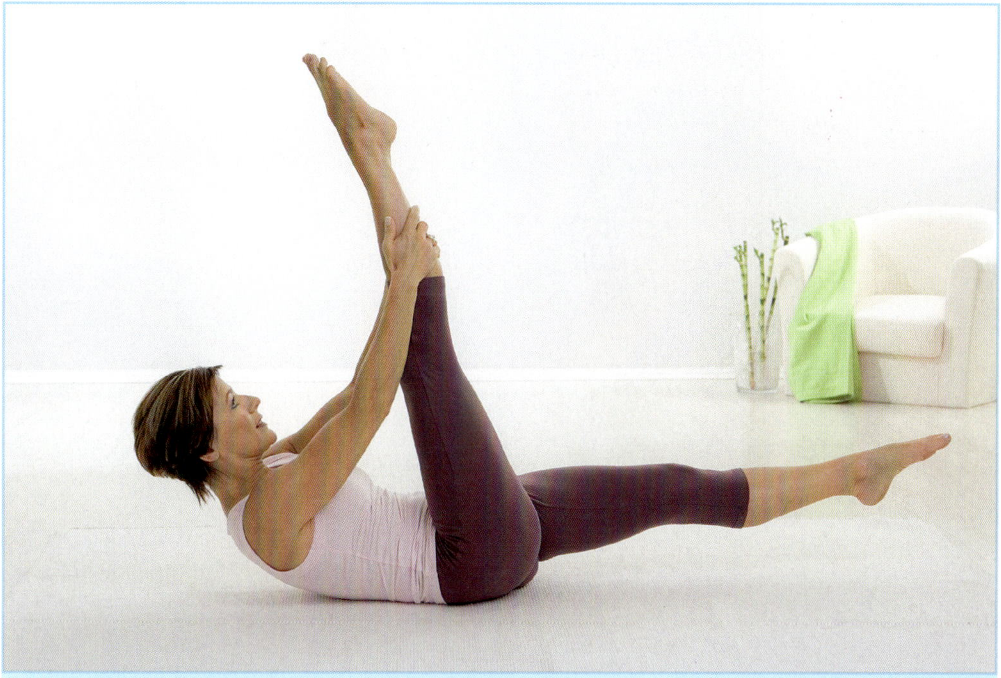

► Beginnen Sie die Übung wieder in Rückenlage, beide Beine sind zum Körper herangezogen.
► Ziehen Sie den Bauchnabel nach innen und oben, heben Sie ausatmend Kopf und Schultern an; schieben Sie jetzt das rechte Bein aus dem Körperzentrum heraus zur Decke, umfassen Sie die rechte Wade, den Knöchel oder die Ferse und verlängern Sie gleichzeitig das linke Bein schwebend über der Matte.
► Pausieren Sie während der Einatmung und wechseln Sie mit der Ausatmung die Beine wie eine Schere.

Fokus:
Lassen Sie die schützende Kraft Ihres Körperzentrums in aktiviertem Zustand. Ziehen Sie das Bein gefühlvoll zum Gesicht. Dehnen Sie die Beine vom Körperzentrum über die Fußspitzen hinaus.

Visualisierung:
Ihre Beine »schneiden« die Luft.

Quick Scissors – Schnelle Schere

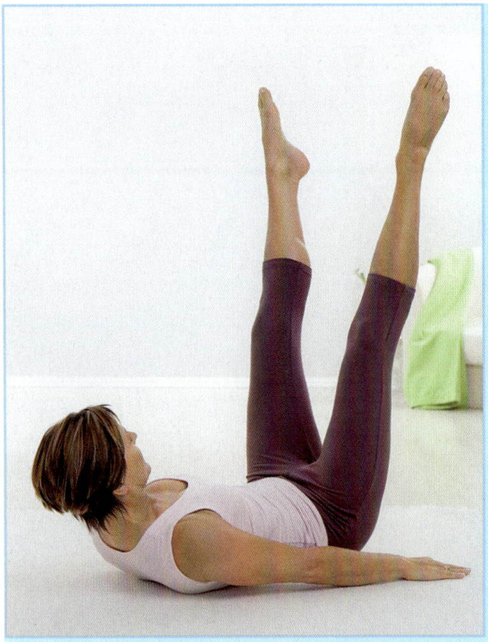

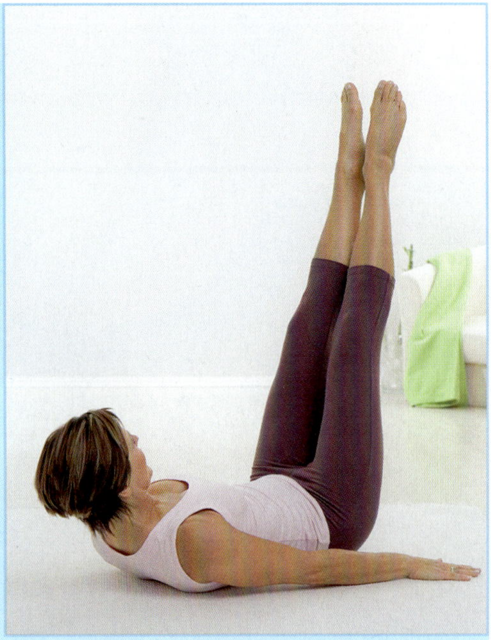

► In der Rückenlage, mit angezogenen Beinen, aktivieren Sie das Powerhouse. Sie heben ausatmend den Oberkörper in die Curl-Up-Position, schieben die Fingerspitzen zum unteren Mattenrand und strecken beide Beine, aus den Hüftgelenken ausgedreht, diagonal nach vorn. Halten Sie diese Position, während Sie einatmen.

► Mit der nächsten Ausatmung öffnen und schließen Sie die Beine zügig und kontrolliert mehrfach schulterbreit. Achten Sie dabei auf die innere Spannung. Einatmend halten Sie die Beine geöffnet und wiederholen mit der nächsten Ausatmung das schnelle Öffnen und Schließen.

► Beenden Sie die Übung in der Ausgangsposition.

Fokus:
Der Bauchnabel bleibt nach innen und oben gezogen, das Becken in der neutralen Position. Entspannen Sie Nacken, Hals, Kiefer und Gesicht. Verlängern Sie die Beine so weit wie möglich.

Visualisierung:
Schieben Sie einen gedachten Widerstand immer wieder zwischen den Beinen zusammen.

Roll Up – Aufrollen

Wichtig ist die Wirbelsäulen-Artikulation, die segmentale Beweglichkeit der Wirbelsäule unter Kontrolle Ihres Powerhouse. Um diese innere Kraft, die Sie für eine korrekte Ausführung benötigen, kontinuierlich aufzubauen, zeigen wir Ihnen die Original-Übung wieder schrittweise.

Unterstütztes Roll Up 1

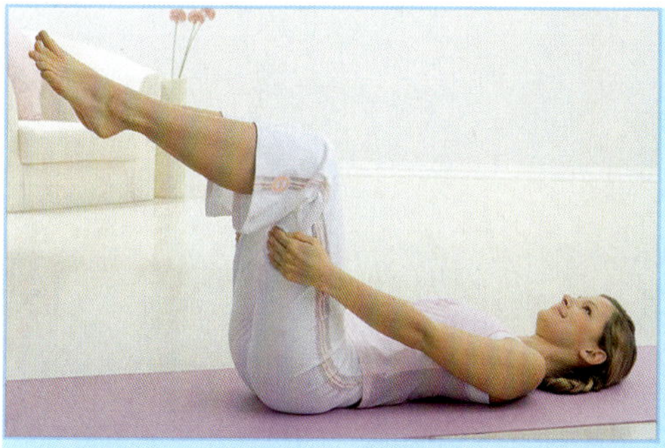

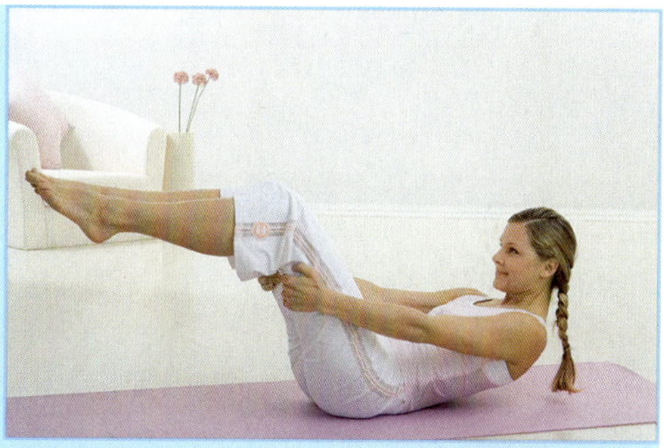

- Legen Sie sich auf den Rücken, beide Beine sind rechtwinklig über dem Körper, beide Hände greifen die Rückseiten der Oberschenkel.
- Atmen Sie ein. Ausatmend saugen Sie den Bauchnabel nach innen und oben, Sie ziehen das Brustbein zum Schambein und die unteren Rippenbögen zum Becken. Kopf, Nacken und Schultern beginnen mit der Aufrollbewegung. Schieben Sie die Beine in die Hände und rollen Sie in die Sitzposition auf.
- Setzen Sie sich genau auf beide Sitzbeinknochen und richten Sie die Wirbelsäule mit der Einatmung, am Becken beginnend, auf. Ausatmend ziehen Sie den Bauchnabel zur Wirbelsäule, runden den Rücken und rollen sich wieder in die Rückenlage.

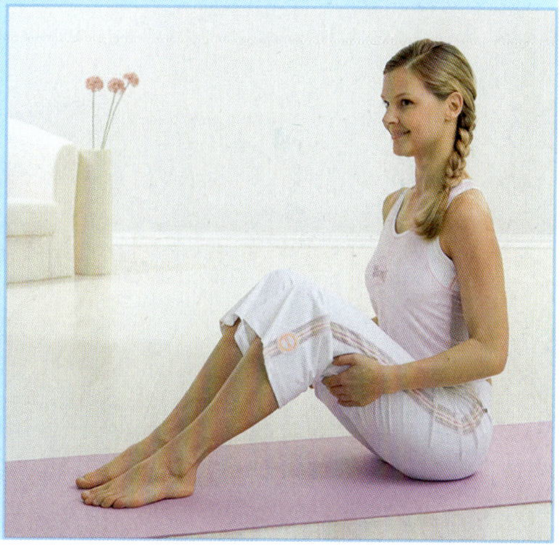

Fokus:
Lenken Sie den Blick zwischen den Knien hindurch. Schieben Sie die Schultern weit weg von den Ohren. Führen Sie die Bewegung aus der inneren Kraft heraus durch.

Visualisierung:
Lösen Sie den Rücken gefühlvoll, Wirbel für Wirbel, als würden Sie eine Schutzfolie von einem wertvollen Gegenstand lösen.

Unterstütztes Roll Up 2

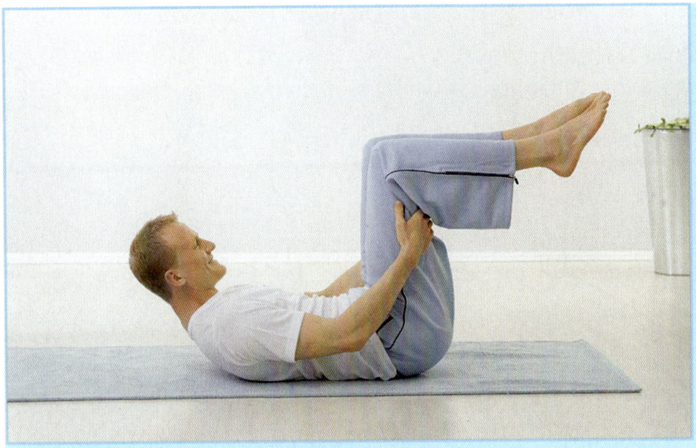

► Beginnen Sie wie im unterstützten Roll Up 1 mit einer vorbereitenden Einatmung und rollen Sie ausatmend aus der Kraft des Powerhouse nach oben.

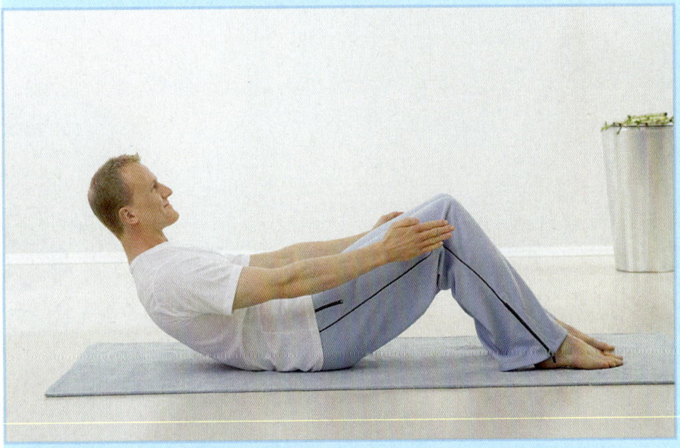

► Stellen Sie die Füße flach auf, rollen Sie einatmend, am Becken beginnend, in eine aufrechte, neutrale Sitzposition auf und strecken Sie die Arme parallel zum Boden nach vorn.

► Atmen Sie aus, ziehen Sie den Bauchnabel zur Wirbelsäule und rollen Sie kontrolliert, Wirbel für Wirbel, zurück in die Rückenlage.

Fokus:
Rollen Sie so kontrolliert, dass Sie das Tempo der Bewegungen jederzeit variieren können. Lenken Sie den Blick in die Bewegungsrichtung, um den Nacken zu verlängern. Spüren Sie den harmonischen Bogen der Wirbelsäule vom Steißbein bis zum Kopf.

Visualisierung:
Rollen Sie wie ein großes Rad nach oben und unten.

Unterstütztes Roll Up 3

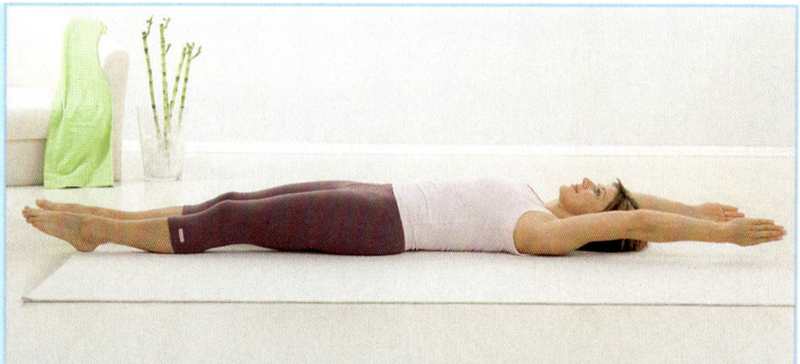

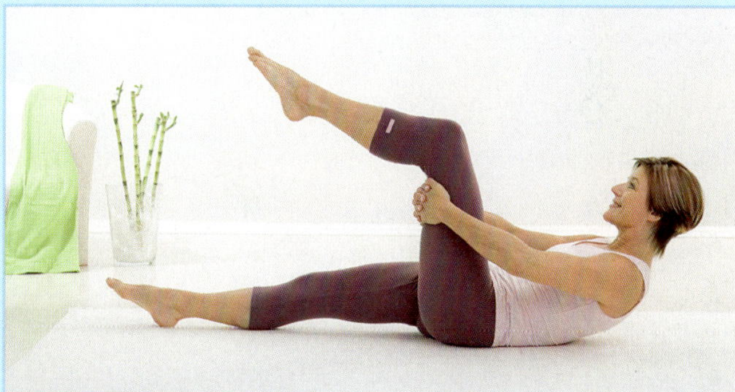

- Legen Sie sich auf den Rücken.
- Atmen Sie ein und führen Sie beide Arme gestreckt in einem nach oben geführten Bogen neben die Ohren. Atmen Sie aus und stellen Sie sich vor, Sie würden die Schulterblätter in die Hosentaschen schieben. Beide Arme bewegen sich zur Decke. Nehmen Sie die Grundspannung im Zentrum wahr.
- Atmen Sie ein und mit der folgenden Ausatmung ziehen Sie den Bauchnabel nach innen und oben, Sie heben Kopf und Schultergürtel und schauen durch die Arme wie durch ein Fenster.
- Atmen Sie wieder ein, ziehen Sie das linke Bein zum Oberkörper heran, greifen Sie unter der Wade hindurch und fassen Sie mit beiden Händen den linken Oberschenkel. Ausatmend intensivieren Sie die Powerhouse-Spannung, schieben das Brustbein zum Schambein und rollen sich Wirbel für Wirbel auf; das rechte Bein bleibt dabei vollkommen gerade am Boden liegen.
- Einatmend strecken Sie das linke Bein neben dem rechten aus, beide Arme befinden sich parallel zum Boden; richten Sie die Wirbelsäule vom Becken bis zum Kopf auf.
- Wenn Sie ohne Probleme auf beiden Sitzbeinknochen in neutraler Beckenhaltung sitzen können, nehmen Sie den zweiten Teil der Roll Up-Bewegung hinzu: Ausatmend ziehen Sie den Bauchnabel zur Wirbelsäule und runden den gesamten Rücken wie ein C über die Beine. Einatmend wieder Wirbel für Wirbel, am Becken beginnend, in die Sitzposition aufrollen. Ausatmend den Bauchnabel zur Wirbelsäule ziehen und kontrolliert, Wirbel für Wirbel, in die Rückenlage zurückrollen.

Fokus:
Während des Aufrollens schmiegen Sie das gestreckte Bein auf die Matte, so dass die Leiste vollständig gestreckt bleibt. Gleiten Sie fließend aus der inneren Kraft nach oben und unten, erlauben Sie dem Brustbein zu sinken und lassen Sie viel Raum zwischen Kinn und Brustbein.

Visualisierung:
Lösen Sie beim Aufrollen jeden Wirbel einzeln von der Matte, wie die Glieder einer Kette, und legen Sie beim Abrollen jeden behutsam wieder zurück.

Roll Up – Das Original

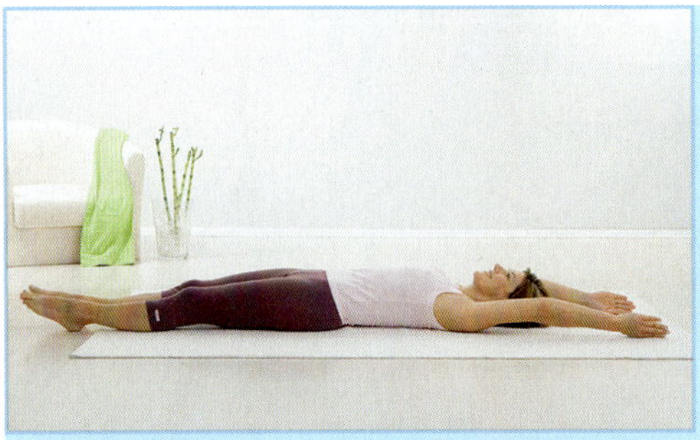

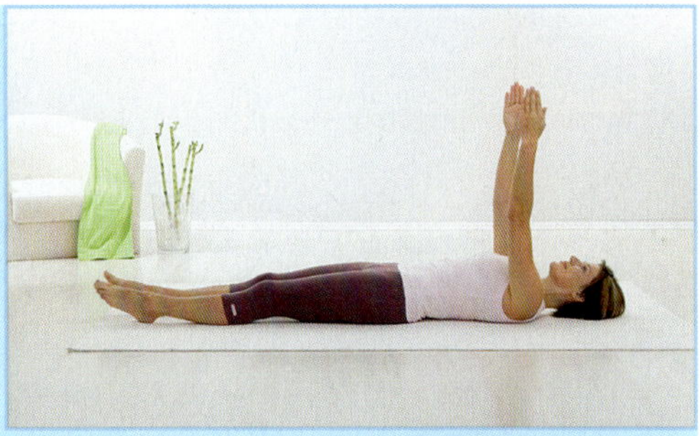

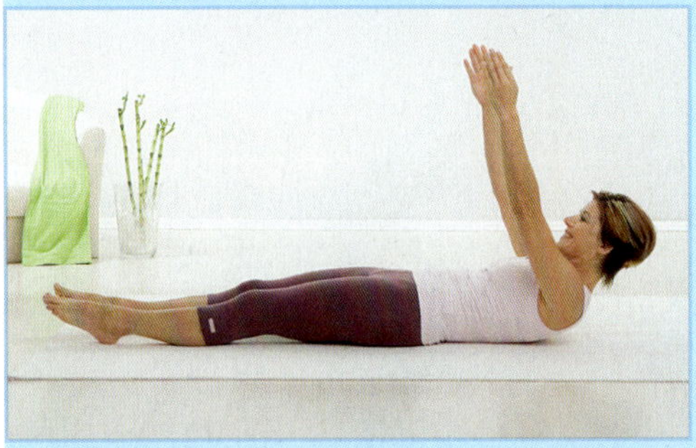

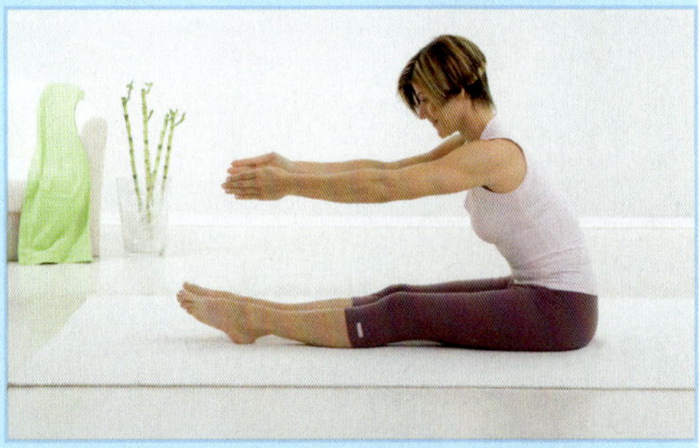

▸ Einatmend führen Sie beide Arme neben die Ohren, ausatmend schieben Sie die Schulterblätter zum Becken und strecken die Arme senkrecht zur Decke. Pausieren Sie während der Einatmung.

▸ Ausatmend ziehen Sie nun den Bauchnabel nach innen und oben und heben den Kopf sowie die Schultern. Sie schauen durch die Arme wie durch ein Fenster und rollen Wirbel für Wirbel auf bis zum großen C-Bogen über die Beine.

▸ Einatmend richten Sie sich Wirbel für Wirbel auf in eine neutrale Sitzposition. Ausatmend ziehen Sie den Bauchnabel zur Wirbelsäule und dehnen den Rücken im großen Bogen über die Beine. Einatmend wieder artikuliert in den Sitz aufrichten und ausatmend zurück in die Ausgangsposition rollen.

Fokus:
Rollen Sie stets kontrolliert aus dem Powerhouse, die Bauchdecke bleibt immer nach innen gezogen. Beide Beine sind gestreckt am Boden. Bleiben Sie so lange bei den unterstützten Varianten, bis Sie diese mühelos beherrschen. Dadurch stärken Sie Ihre innere Kraft.

Visualisierung:
Ziehen Sie beim Rollen und in der C-Kurve den Bauchnabel ein, als wollte er die Wirbelsäule küssen.

Roll Over

Hierbei wird die Wirbelsäule am Becken beginnend segmental aufgerollt, also umgekehrt zu den Roll-Up-Bewegungen (siehe Seite 117). Wieder ist Ihre Powerhouse-Qualität entscheidend für den Erfolg der Übungen. Die Stabilisationsmuskeln führen die Wirbelsäule kontrolliert in eine fließende Mobilisation und verhindern, dass das Gewicht Ihres Körpers auf dem Nacken lastet. Um diese schützende Kraft aufzubauen, starten Sie zunächst mit den Hip Ups.

Hip Up – Hüfthebung

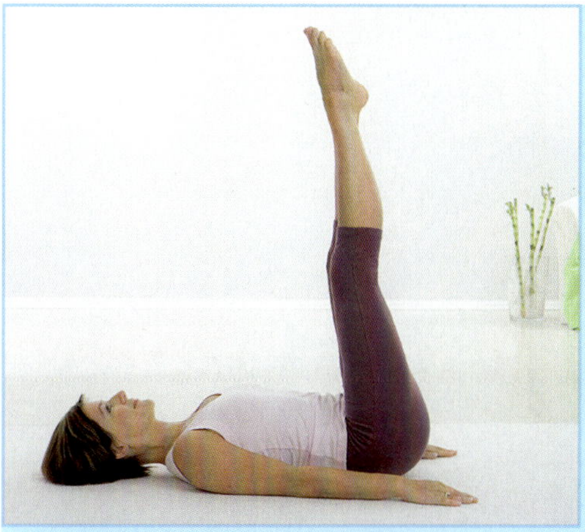

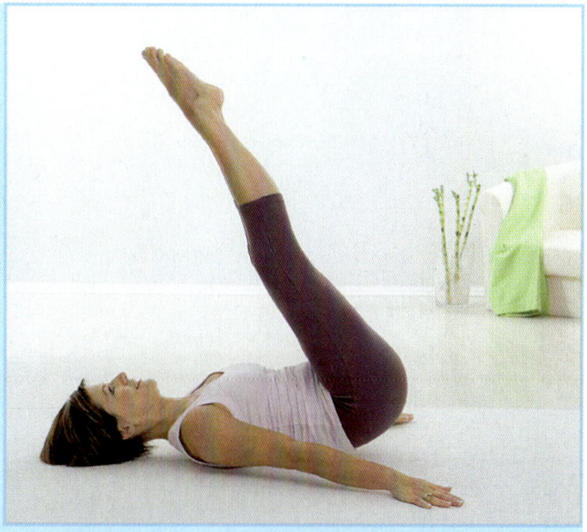

- Aus der Grundposition bewegen Sie beide Beine nacheinander über den Körper und strecken sie zur Decke.
- Aktivieren Sie das Powerhouse, schieben Sie die Schulterblätter zum Becken und die Fingerspitzen zum unteren Mattenrand. Ihr oberstes Ziel ist die Zentrierung. Wenn es Ihnen nicht leicht fällt, die Beine nach oben zu strecken, stellen Sie sich zwei seidene Fäden vor, die Ihre Beine halten.
- Atmen Sie aus und rollen Sie dann über das Kreuzbein, bis das Steißbein senkrecht nach oben zeigt, Wirbel für Wirbel auf, so weit Sie Ihr Powerhouse trägt.
- Atmen Sie ein und rollen Sie ausatmend Wirbelsäule und Becken kontrolliert zurück.

Fokus:
Rollen Sie aus der Kraft Ihrer Kernmuskulatur und nutzen Sie die Arme ausschließlich zum Ausbalancieren. Nacken, Gesicht und Kiefer sind entspannt, das Kinn ist zum Hals herangezogen. Rollen Sie sich in die größtmögliche C-Kurve, so dass Schultern und Nacken kein Körpergewicht zu tragen haben.

Visualisierung:
Rollen Sie so sanft, als würden Sie von seidenen Fäden nach oben gezogen und wieder zurückgelegt werden.

Roll Over – Überrollen

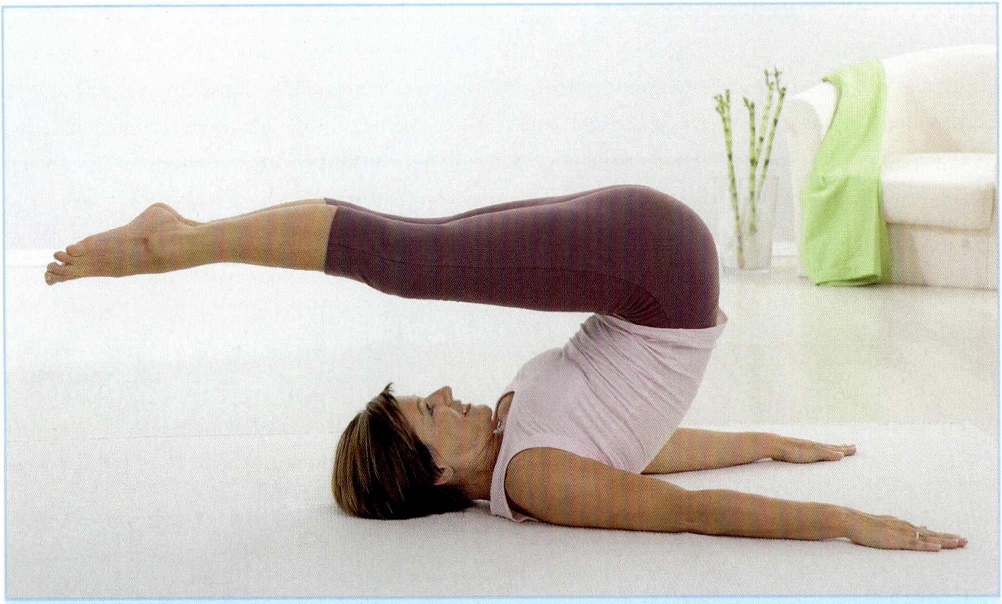

- Sie fangen in der Hip-Up-Ausgangsposition an, beide Beine sind zur Decke gestreckt.
- Atmen Sie aus und aktivieren Sie das Powerhouse. Beginnen Sie, aus Ihrer inneren Kraft heraus vom Becken aus die Wirbelsäule artikuliert in einem großen Bogen aufzurollen. Die Fußspitzen zeigen zur hinteren Wand, beide Sitzbeinknochen zur Decke. Im Schulterstand atmen Sie ein und öffnen die Beine schulterbreit.
- Ausatmend rollen Sie, geführt von Ihrem Powerhouse, Wirbel für Wirbel zurück in die Ausgangsposition.
- Wiederholen Sie den Ablauf und schließen Sie die Beine über dem Körper.

Variation:

Beginnen Sie das Roll Up mit parallel gestreckten Beinen. Im Schulterstand drehen Sie die Beine aus dem Hüftgelenk aus, die Fußspitzen sind in einer V-Position. Drücken Sie die Fersen leicht zusammen und nehmen Sie die Spannung an den Innenseiten der Beine wahr. Rollen Sie ab und wieder auf.

Fokus:

Um sich aus dem Zentrum zu halten, den Nacken vor Überlastung zu schützen und die Wirbelsäule auf dem größten Bogen zu bewegen, sind die Beine über dem Körper parallel zum Boden; kippen Sie nicht seitlich ab. Halten Sie den Nacken lang, entspannt und belastungsfrei.

Visualisierung:

Genießen Sie die Rollbewegung als Massage für Ihren Rücken.

Single Leg Circles – Beinkreise

Blockaden und verspannte Muskeln in der Hüfte sowie im Hüftgelenk beeinflussen die Beweglichkeit und die Bewegungsführung negativ und können Rückenschmerzen verursachen. Diese Probleme werden sowohl durch Bewegungsmangel als auch durch einseitige Belastung ausgelöst. Die kontrollierten Beinkreise lockern das Hüftgelenk, verbessern die Beckenstabilität und schulen das Körpergefühl. Wählen Sie die Variante des Beinkreises aus, die Ihrem Trainingsziel und Ihren Dehnungsfähigkeiten entspricht. Joggen Sie beispielsweise gern, sollten Sie Ihre Aufmerksamkeit eher auf die Entspannung Ihrer Leiste lenken, um Ihren Laufstil zu verbessern.

Knee Arcs – Kniebögen

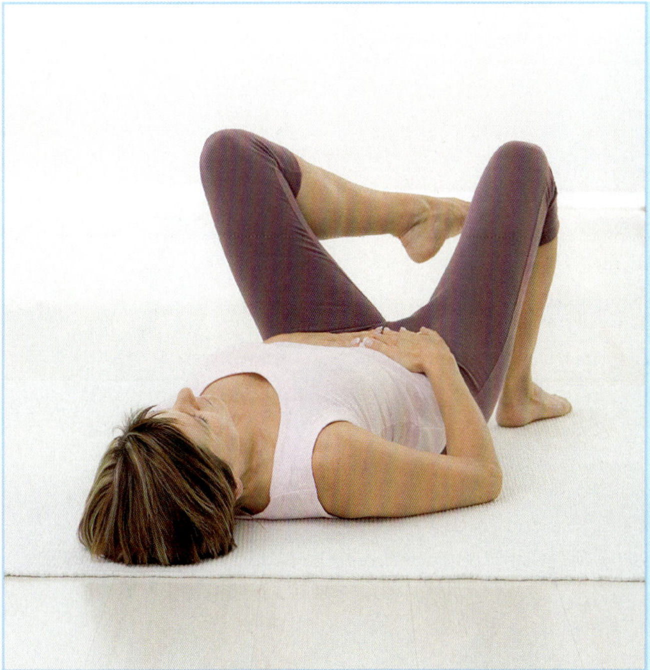

- ▶ In der Grundposition legen Sie Ihre Hände auf das Beckendreieck und führen nun das linke Knie senkrecht über das Hüftgelenk.
- ▶ Atmen Sie aus, ziehen Sie den Bauchnabel nach innen und oben zum Herz und beginnen Sie, mit dem linken Knie nach außen zu kreisen. Mit der Einatmung gehen Sie wieder zurück in die Ausgangsposition.
- ▶ Kreisen Sie fließend in Begleitung Ihrer Atmung. Nach einigen Kreisen wechseln Sie die Richtung, atmen aber weiterhin außen aus und innen ein.
- ▶ Dann ist das rechte Bein an der Reihe.

Fokus:
Kontrollieren Sie mit Ihrem inneren Auge und Ihren Händen, ob das Beckendreieck ganz waagrecht bleibt. Stabilisieren Sie besonders die linke Beckenseite, wenn Sie das rechte Knie nach außen bewegen. Ihre Ausatmung hilft dabei. Beginnen Sie mit kleinen Kreisen und steigern Sie sich langsam.

Visualisierung:
Stellen Sie sich Ihre Hüfte als einen großen Topf mit warmer Suppe vor. Ihr Oberschenkel ist der Kochlöffel, der in der warmen Speise rührt.

Single Leg Circles 1

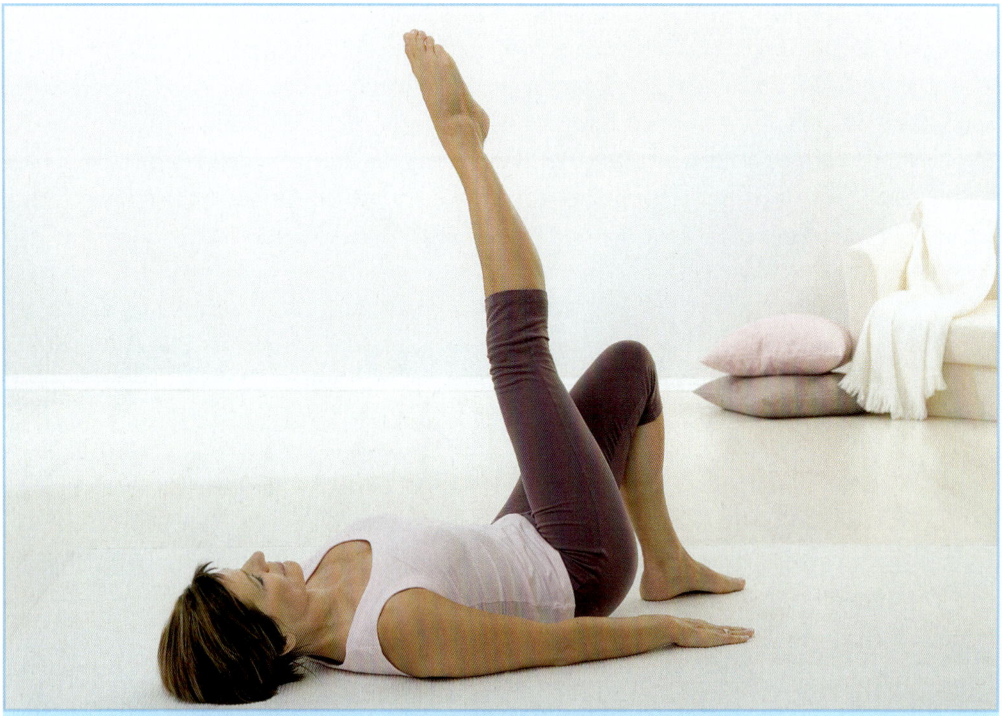

► Aus der Relaxation Position ziehen Sie das rechte Bein zum Körper heran und strecken es in Richtung Decke aus.

► Ausatmend aktivieren Sie das Powerhouse und beginnen mit kleinen Kreisbewegungen nach außen; einatmend führen Sie diese nach innen weiter.

► Wiederholen Sie diese Übung dann auch mit dem anderen Bein.

Fokus:

Schieben Sie die Schulterblätter zum Becken und schließen Sie den Gürtel aus Muskeln. Ihre Wirbelsäule bleibt in einer Position, von allen Muskeln »umarmt«. Der aufgestellte Fuß hat einen stabilen Stand am Boden, das Knie zeigt senkrecht nach oben. Balancieren Sie das neutrale Becken aus.

Visualisierung:

Stellen Sie sich einen Seidenfaden vor, der Ihr Bein hält, so dass die Vorderseite Ihres Oberschenkels entspannt bleiben kann.

Single Leg Circles 2

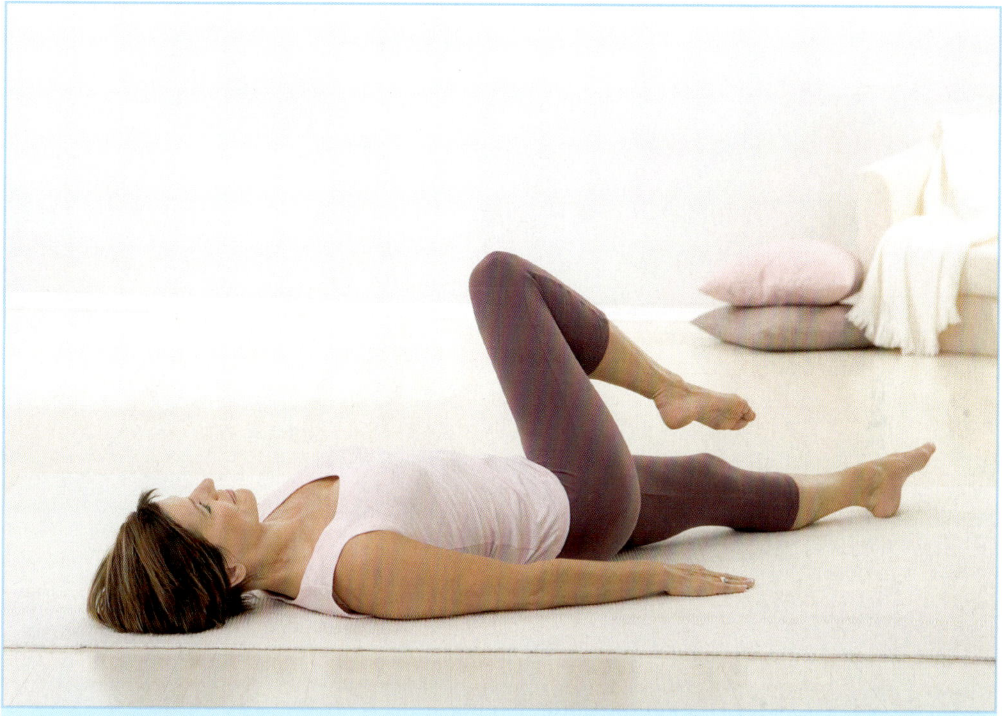

▸ In der Grundposition strecken Sie das linke Bein am Boden aus und ziehen das rechte zum Körper heran. Stabilisieren Sie sich in dieser Ausgangsposition durch die Aktivität Ihres Powerhouse und das Verankern der Schulterblätter.

▸ Beginnen Sie ausatmend, das rechte Knie nach außen zu kreisen und einatmend nach innen.

▸ Nach einigen Wiederholungen wechseln Sie das Bein.

Fokus:

Das gestreckte Bein liegt so spannungsvoll am Boden, dass Sie darauf stehen könnten. Schieben Sie die Kniekehle zum Boden. Sie dürfen ruhig eine Hand auf die Leiste und den Beckenkammknochen des gestreckten Beins legen, um sicherzustellen, dass Sie hier bewegungslos bleiben.

Visualisierung:

Stellen Sie sich vor, Sie liegen an einem Sandstrand. Während des Kreisens bleibt der Abdruck der gesamten Rückseite Ihres Körpers unverändert.

Single Leg Circles – Das Original

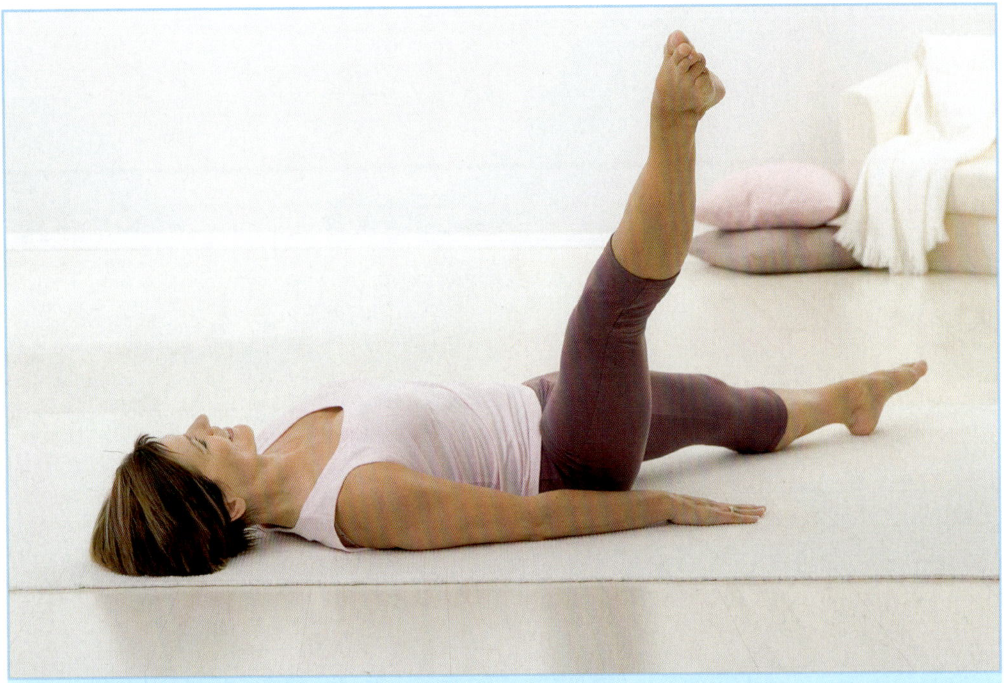

► Legen Sie sich gerade auf den Rücken und strecken Sie das rechte Bein zur Decke. Die rechte Fußspitze zeigt »den Sternen entgegen«, und Sie entspannen die Oberschenkelvorderseite; streben Sie mit der linken Kniekehle zum Boden.

► Überprüfen Sie auch die neutrale Becken- und Wirbelsäulenposition.

► Saugen Sie den Bauchnabel ausatmend nach innen und oben und schieben Sie die Schulterblätter zum Becken. Kreisen Sie einatmend nach innen und ausatmend nach außen.

Variation:
Drehen Sie das kreisende Bein auswärts, bei der Bewegung nach innen zeigt die Ferse zur gegenüberliegenden Schulter.

Fokus:
Um Fehlbelastungen des Nackens zu verhindern, schieben Sie den Hinterkopf nach oben. Das primäre Ziel ist die Zentrierung – die Größe des Beinkreises ist von ihr abhängig. Beginnen Sie mit einem kleinen Kreisumfang; bleibt der Körper gut verankert, dann können Sie den Kreis vergrößern.

Visualisierung:
Ihr Bein ist ein langer, schlanker Pinsel, mit dem Sie Kreise in Ihrer Lieblingsfarbe in die Luft malen.

Knee Spiral – Kniespirale

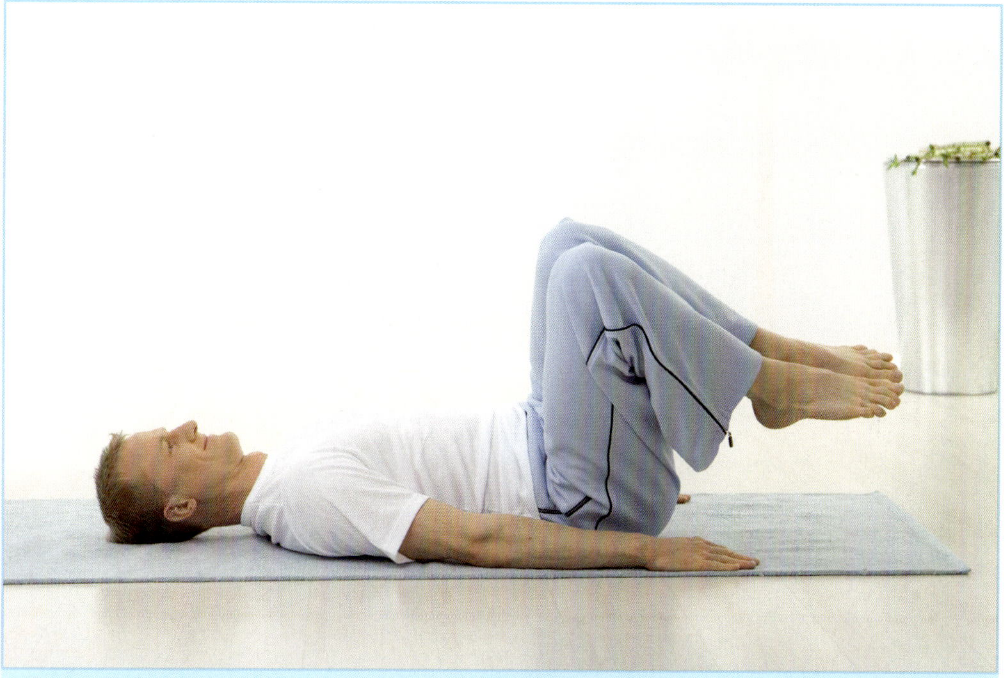

► Bringen Sie in Rückenlage mit neutralem Becken beide Knie im rechten Winkel senkrecht über die Hüftgelenke und schieben Sie die Fingerspitzen zum unteren Mattenrand.

► Atmen Sie zur Vorbereitung ein und ziehen Sie ausatmend beide Sitzbeinknochen zueinander. Saugen Sie den Bauchnabel nach innen und oben. Drücken Sie die Knie zusammen und beginnen Sie, mit beiden Knien zu kreisen. Akzentuieren Sie die Kreisbewegungen aus dem Zentrum.

Fokus:
Die Auflagefläche Ihres Körpers bleibt unverändert. Sie spüren die Zentrierung durch die kreisende Spannungsveränderung um Ihren Bauchnabel.

Visualisierung:
Die drei Knochen Ihres Beckendreiecks (Schambein und beide Beckenkämme) bleiben parallel zum Himmel, so dass hier ein Mondfahrzeug starten könnte.

Corkscrew – Korkenzieher

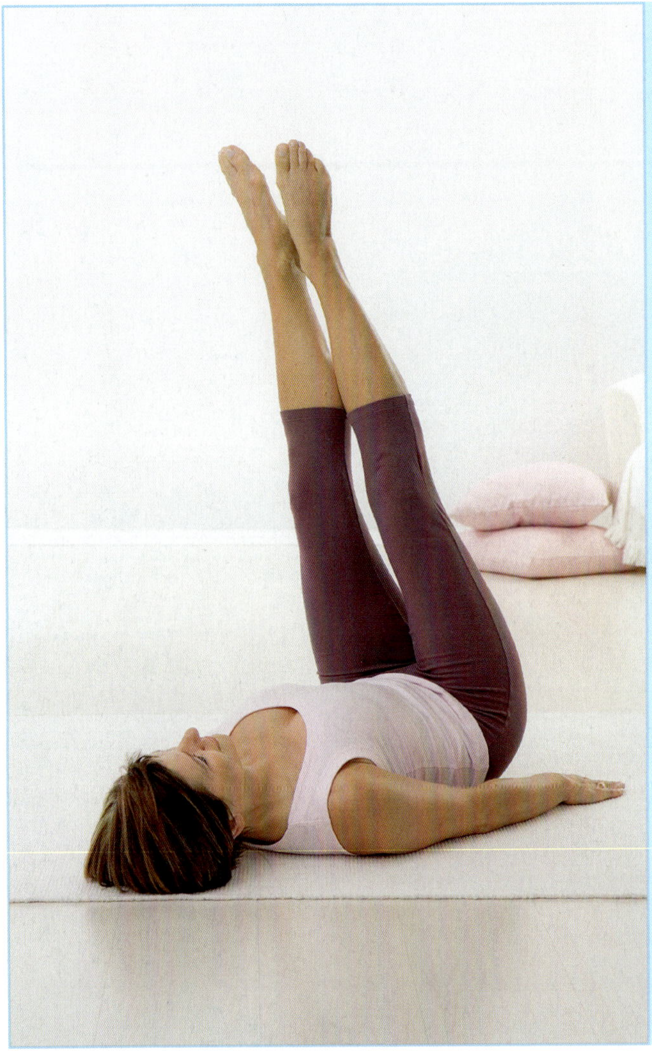

► Beginnen Sie in Rückenlage, beide Beine sind senkrecht zur Decke gestreckt. Kontrollieren Sie die Länge der Wirbelsäule und das neutrale Becken. Schieben Sie den Hinterkopf auf der Matte nach oben und stellen Sie sich vor, Sie würden die Schulterblätter in die hinteren Hosentaschen stecken.

► Ausatmend ziehen Sie den Bauchnabel in Richtung Herz. Wenn es Ihnen leicht fällt, die Beine vollständig zu strecken, dann drehen Sie die Beine aus dem Hüftgelenk aus, die Füße bilden ein »V«. Schmiegen Sie die Fersen mit leichtem Druck aneinander.

► Beginnen Sie, mit den Beinen sehr kleine Kreise auszuführen. Kontrollieren Sie dabei mit Hilfe des Kraftgürtels, ob Becken, Oberkörper und Schultern in einer idealen Linie sind. Spielen Sie mit der Größe der Kreise und wechseln Sie nach einigen Runden die Richtung.

Fokus:
Stellen Sie sich zwei seidene Fäden vor, die Ihre Beine halten, so dass Ihre Oberschenkelvorderseite entspannt bleibt. Der Bauch ist flach, die Taille schmal, die Wirbelsäule verlängert. Sammeln Sie alle Energie in Ihrem Zentrum und reduzieren Sie die Anspannung in Schultern, Armen und Beinen.

Visualisierung:
In neutraler Beckenposition liegt Ihr Kreuzbein auf einer Goldmedaille. Sie kreisen auf dem äußeren Rand, um das wertvolle Stück nie zu verlieren.

Shoulder Bridge – Schulterbrücke

Die Schulterbrücke ist eine hervorragende Übung, um die Stabilität der Wirbelsäule zu verbessern; deshalb wird sie auch häufig in der Physiotherapie eingesetzt.

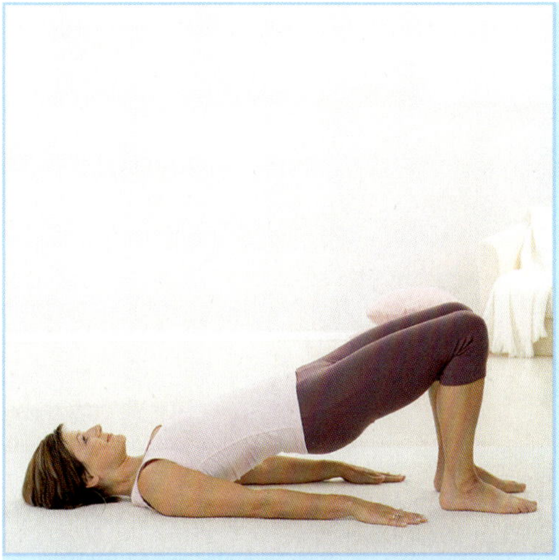

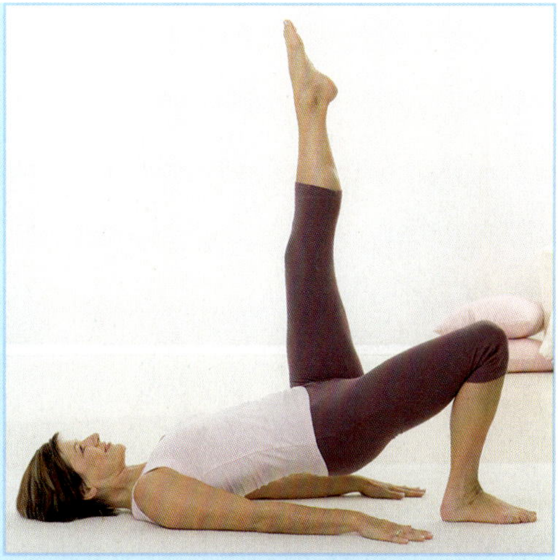

- Beginnen Sie in der Grundposition mit hüftgelenksbreit aufgestellten Beinen und verlängern Sie einatmend die Wirbelsäule.
- Ausatmend rollen Sie über das Kreuzbein; Sie schmiegen den unteren Rücken an die Matte, bis das Steißbein nach oben zeigt, und rollen Wirbel für Wirbel auf, bis das Schambein höher ist als der Bauchnabel und beide Beckenkammknochen in einer Ebene sind.
- Pausieren Sie während der Einatmung und vertiefen Sie die Powerhouse-Qualität, indem Sie die unteren Rippen zum Becken schieben und den Bauchnabel zum Herzen hin ziehen.
- Atmen Sie aus, strecken Sie das linke Bein senkrecht nach oben. Einatmend ziehen Sie die Fußspitze in Richtung Schienbein und dehnen die Ferse nach oben. Ausatmend führen Sie das linke Bein gerade nach vorn, bis beide Oberschenkel parallel sind. Atmen Sie ein und führen Sie das Bein wieder mit gestreckter Fußspitze senkrecht nach oben.
- Nach einigen Wiederholungen stellen Sie den linken Fuß ausatmend zurück. Halten Sie die Schulterbrücke während der Einatmung und rollen Sie die Wirbelsäule artikuliert mit der Ausatmung an den Schulterblättern beginnend ab.

Fokus:
Stabilisieren Sie Ihre Brücke aus dem Körperzentrum, halten Sie die Leiste des Standbeins gestreckt und verlängern Sie das Spielbein aus dem Hüftgelenk. Balancieren Sie das Becken in der idealen Position aus.

Visualisierung:
Stabilisieren Sie sich in einer ausgeglichenen, sicheren Brücke, die sich weder nach oben ausbeult noch durchhängt wie eine Hängebrücke.

Rolling Like A Ball – Rollen wie ein Ball

Diese Übung ist das Dessert der Pilates-Methode. Sie setzen hierbei alle Prinzipien spielerisch um und schulen Ihr Gleichgewicht sowie Ihre Koordination.

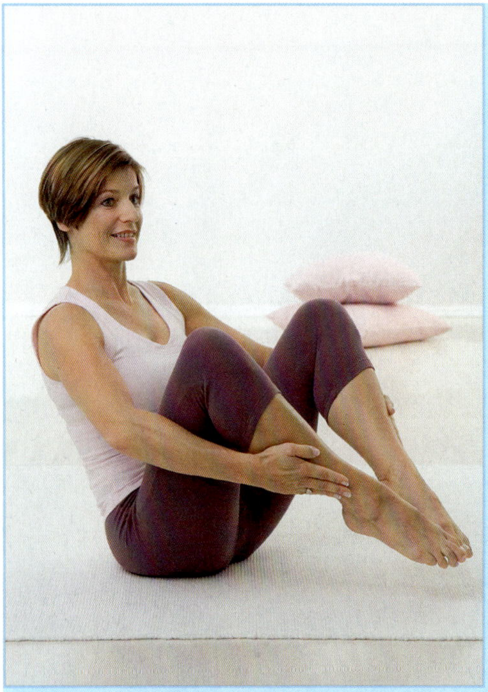

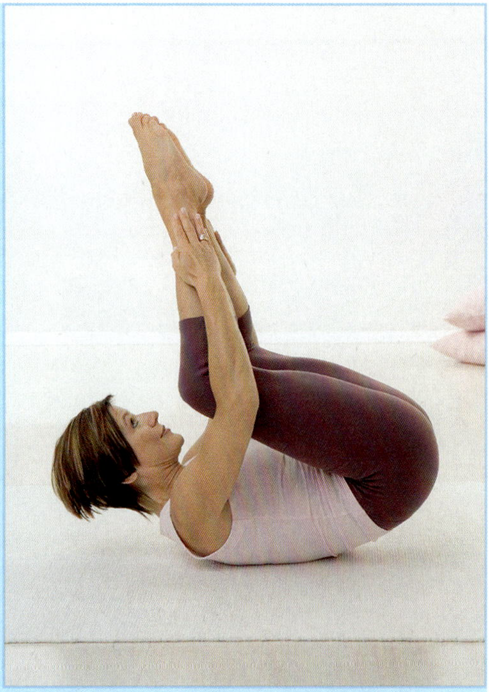

► Setzen Sie sich auf das erste Drittel der Matte und balancieren Sie sich hinter den Sitzbeinknochen aus.

► Fassen Sie Ihre Fußknöchel von außen, beide Füße schweben in der Luft. Formen Sie Ihren gesamten Körper wie einen Ball und runden Sie den Rücken vom Steißbein bis zum Scheitel. Ziehen Sie den Bauchnabel ein, als wollte er die Wirbelsäule küssen, und machen Sie auch den unteren Rücken rund.

► Einatmend rollen Sie nach hinten und ausatmend wieder in die Ausgangsposition zurück.

Fokus:

Schieben Sie die Schultern weit weg von den Ohren und das Kinn zum Hals. Erleben Sie, wie Ihre innere Kraft die Rollbewegung an den Schulterblättern bremst und das Aufrollen vorantreibt.

Visualisierung:

Rollen Sie wie ein Ball aus Ihren Kindheitstagen.

Balance Point – Balancepunkt

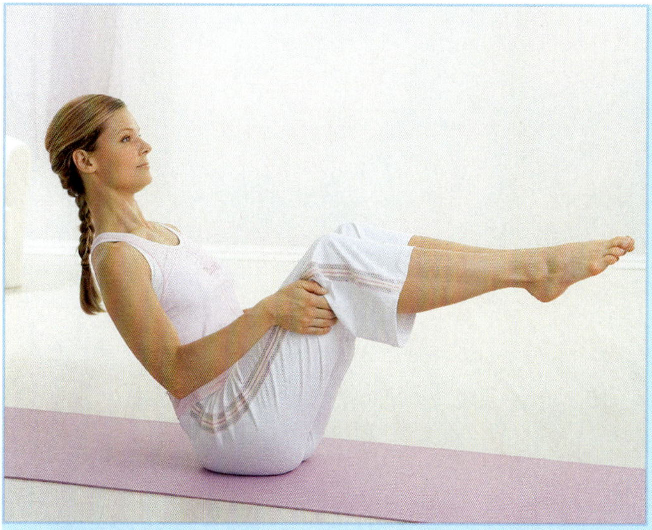

► Setzen Sie sich mit angewinkelten Beinen auf das erste Drittel der Matte, beide Füße sind angehoben; umgreifen Sie die Rückseite Ihrer Oberschenkel. Höhlen Sie den Bauch, verlängern Sie die Wirbelsäule und balancieren Sie sich aus.

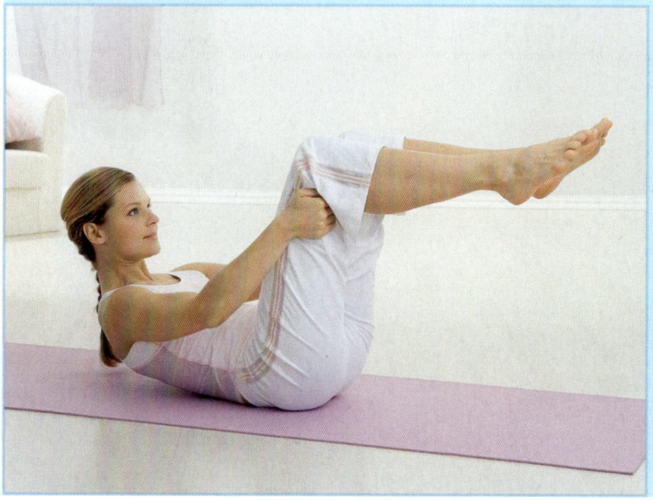

► Atmen Sie aus, ziehen Sie den Bauchnabel zur Wirbelsäule und rollen Sie sich kontrolliert zurück, maximal bis zu den Schulterblattspitzen. Atmen Sie an dieser Stelle ein, rollen Sie aus dem Körperzentrum wieder in den Balancepunkt zurück und stabilisieren Sie Ihren aufgerichteten Rücken.

Fokus:
Initiieren und führen Sie die Bewegung aus dem Körperzentrum heraus, halten Sie die Anspannung im Oberkörper so gering wie möglich.

Visualisierung:
Ihr Rücken ist eine Farbrolle, mit der Sie Ihre Matte streichen wollen. Schmiegen Sie jeden Zentimeter Ihres Rückens an die Unterlage und tragen Sie so die Farbe gleichmäßig auf.

The Seal – Die Robbe

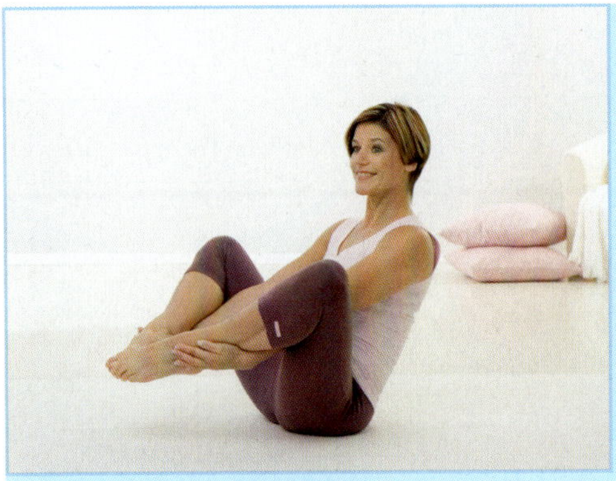

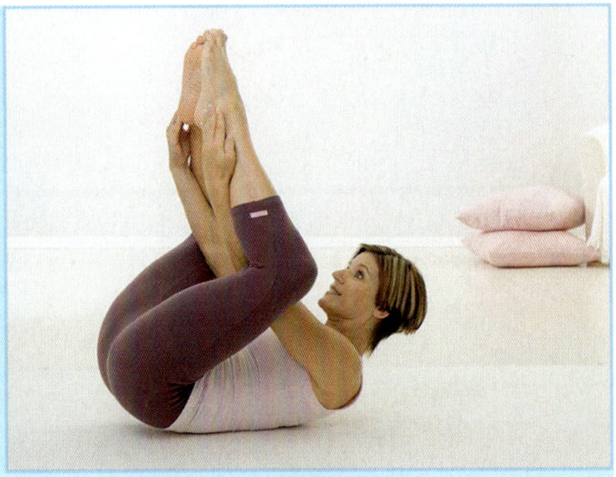

- Setzen Sie sich wieder auf das erste Drittel Ihrer Matte, der Rücken ist gerundet. Greifen Sie unter den Unterschenkeln durch und legen Sie die Hände von außen an die Fußknöchel. Die Fußspitzen berühren sich, die Knie sind gebeugt, die Hüften außenrotiert.
- Einatmend klopfen Sie die Fußspitzen dreimal aneinander, ausatmend rollen Sie zurück. Bremsen Sie an den Schulterblättern, balancieren Sie hier, atmen Sie ein, klopfen Sie die Fußspitzen wieder dreimal aneinander und rollen Sie aus dem Zentrum in die Ausgangsposition zurück.
- Nach einigen Wiederholungen rollen Sie ausatmend nach vorne, lassen die Knöchel los, stellen die Füße auf und kommen in den Stand.

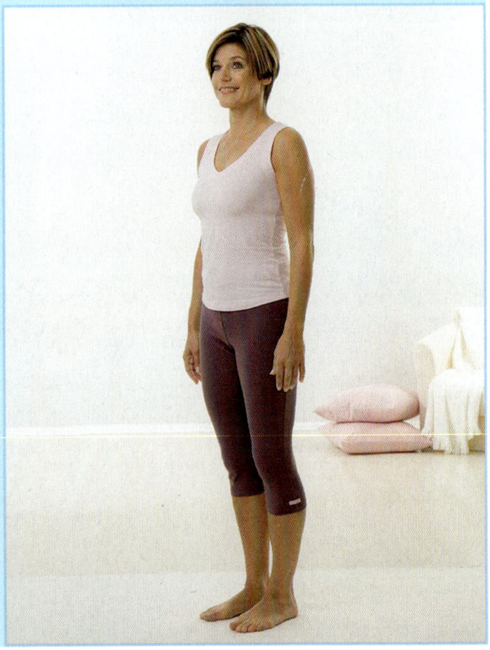

Fokus:

Rollen Sie ausschließlich aus Ihrer Bauchkraft heraus, höhlen Sie den Bauch, tippen Sie die Füße am höchsten Punkt der Beckenhebung. Konzentrieren Sie sich auf die Rundung des unteren Rückens, lassen Sie den Nacken lang und die Schultern entspannt.

Visualisierung:

Rollen Sie fröhlich wie ein Seehund und klatschen Sie mit den Flossen.

Spine Twist – Drehung der Wirbelsäule

Die Rotation der Wirbelsäule über die Länge der inneren Achse mit Stabilisation durch die tief liegende Muskulatur bringt eine größere Beweglichkeit ohne Belastung einzelner Wirbelsegmente.

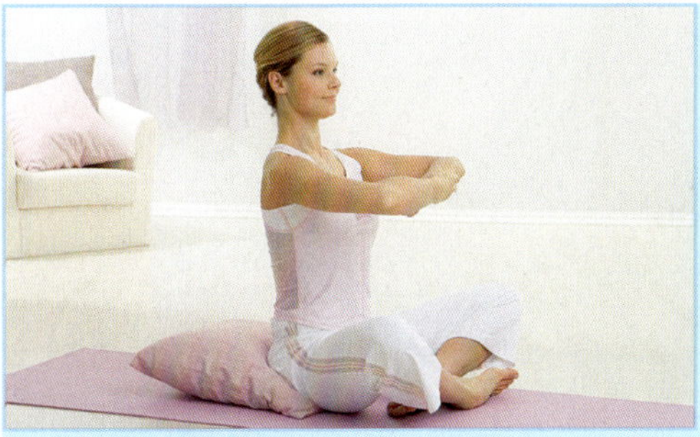

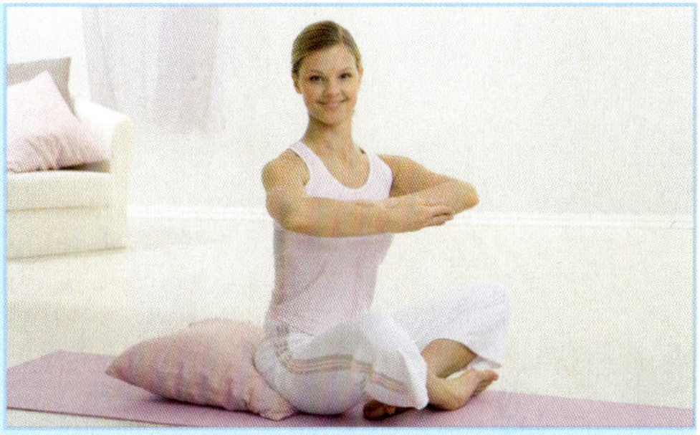

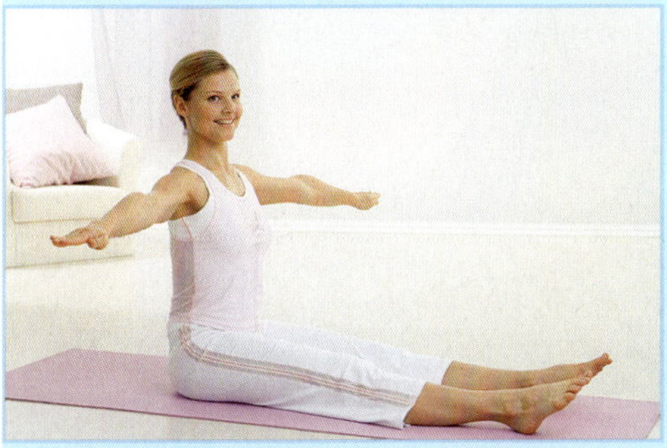

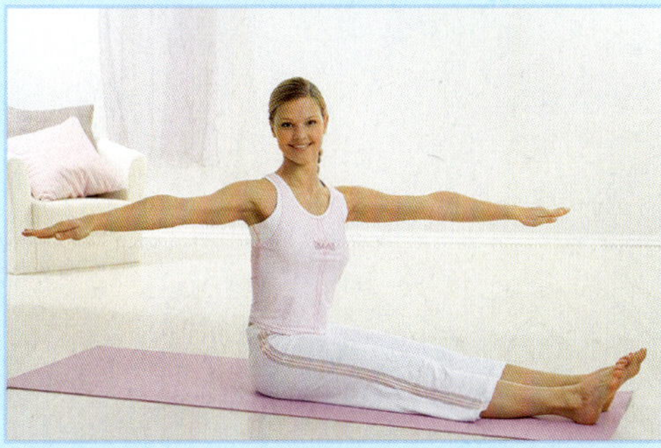

- Setzen Sie sich aufrecht hin und testen Sie, in welcher Beinhaltung Sie Becken und Wirbelsäule in der neutralen Position ausrichten können.
- Kreuzen Sie die Unterschenkel und fassen Sie die Unterarme vor dem Herzen oder strecken Sie die Beine aus und öffnen Sie die Arme waagrecht zur Seite aus.
- Atmen Sie ein und ziehen Sie ausatmend beide Sitzbeinknochen aufeinander zu. Halten Sie einatmend die innere Aufrichtung, drehen Sie sich ausatmend aus der Powerhouse-Kraft zur rechten Seite.
- Drehen Sie sich einatmend zur Ausgangsposition zurück und wiederholen Sie die Drehung im Rhythmus der Atmung zur linken Seite.

Fokus:
Verlängern Sie die Wirbelsäule und drehen Sie aus der Taille, beide Beine sind gleich lang, während die Sitzbeinknochen fest mit der Matte verwurzelt bleiben. Sie sehen Ihre Fingerspitzen aus den Augenwinkeln heraus und halten Schultern und Arme in einer Linie.

Visualisierung:
Drehen Sie sich wie ein Weinstock im Wind.

Neck Rolls – Nackenrollen

Wir zeigen Ihnen nun, wie Sie belastende Haltungs- und Bewegungsmuster des Schulter-Nacken-Bereichs erfolgreich auflösen können. Hier erleben Sie bereits während der Übung ein neues, wunderbar befreites Nacken-Gefühl.

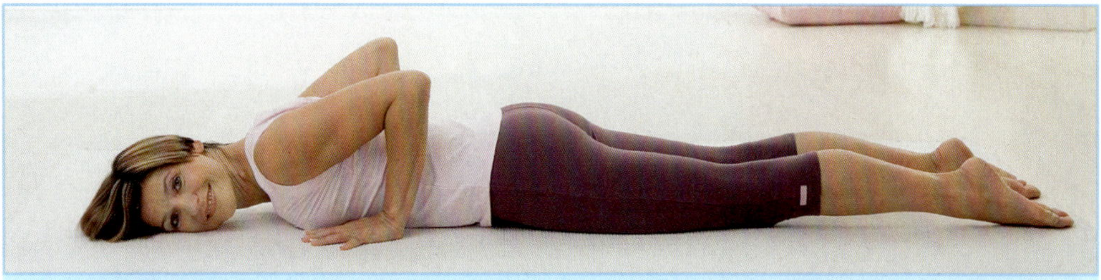

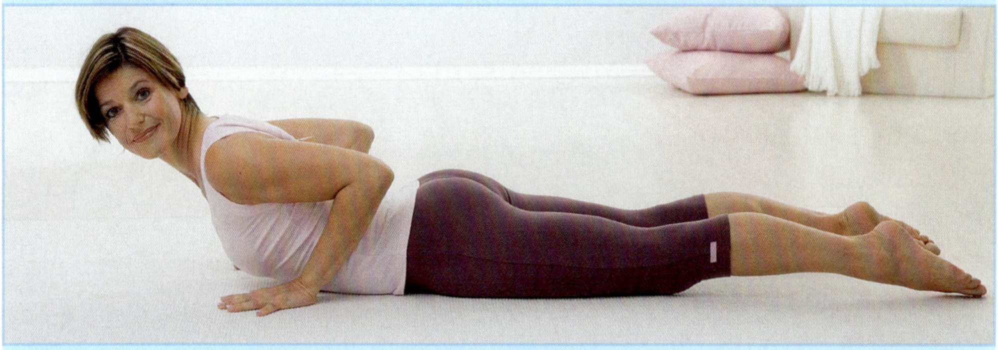

► Legen Sie sich gestreckt auf den Bauch, die Beine sind hüftgelenksbreit auseinander; platzieren Sie beide Hände gefächert neben den Brustkorb und drehen Sie den Kopf zur linken Seite, so dass das rechte Ohr aufliegt.

► Saugen Sie den Bauchnabel nach innen und oben, schieben Sie die Schulterblätter zum Becken und verlängern Sie ausatmend aus dieser Kraft heraus den Rücken. Heben Sie das Brustbein und das rechte Ohr an.

► Drehen Sie einatmend den Kopf zur rechten Seite und legen Sie mit der nächsten Ausatmung das linke Ohr auf der Matte ab. Pausieren Sie während der Einatmung und beginnen Sie ausatmend zur anderen Seite.

Fokus:
Bei der Drehbewegung bleibt Ihr Nacken faltenfrei, Ihr Blick ist zur Matte gerichtet. Arbeiten Sie mit der Powerhouse-Energie und der Kraft Ihres Rückens, die Arme bleiben entspannt.

Visualisierung:
Sie liegen auf einem Stempelkissen und höhlen den Bauch, damit er farbenfrei bleibt.

The Swan – Der Schwan

Sie lernen hier einige wirkungsvolle Aufrichtungsübungen kennen. Viele Rückenbeschwerden entstehen durch das ständige Vorwärtsbeugen der Wirbelsäule. Einen Ausgleich dazu bietet die hier gezeigte Übung, mit der Sie den unteren Rücken vor einer belastenden Überlordosierung schützen.

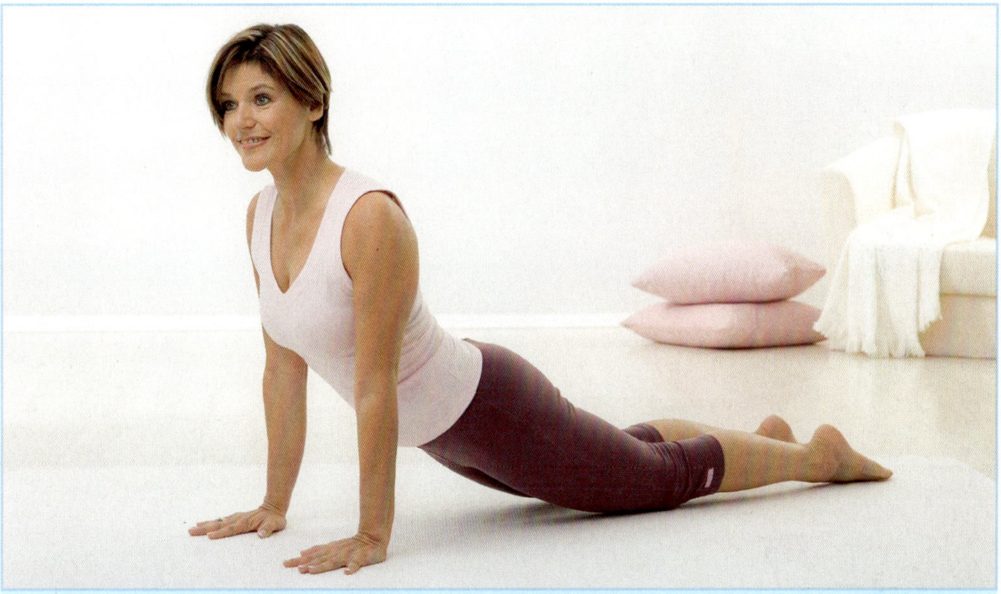

- Legen Sie sich gestreckt auf den Bauch, die Stirn ruht flach auf der Matte, beide Beine sind hüftgelenksbreit geöffnet, die Ellenbogen gebeugt. Platzieren Sie beide Hände neben dem Brustkorb und die Fingerspitzen unter den Schultern.
- Atmen Sie ein und verlängern Sie die Wirbelsäule. Saugen Sie ausatmend den Bauchnabel nach innen und oben, schieben Sie die Schulterblätter zum Becken. Nehmen Sie die muskuläre Verbindung zwischen dem unteren Rippenbogen und Becken wahr.
- Heben Sie aus der inneren Kraft das Brustbein und die Stirn an, stabilisieren Sie die Wirbelsäule und drücken Sie sich aus der Armkraft in die Schwanposition. Atmen Sie ein und legen Sie ausatmend die Oberschenkel, dann Schambein, Brustbein und Stirn zurück.

Fokus:
Halten Sie die muskuläre Verbindung von Rippen und Becken kraftvoll und stabilisieren Sie die Wirbelsäule mit allen inneren Muskeln. Sie übertragen Ihre Powerhouse-Kraft auf die Arme und können sich so mit den natürlichen Schwingungen der Wirbelsäule von der Matte nach oben drücken.

Visualisierung:
Spüren Sie den kraftvollen, breiten Gürtel aus Muskeln, der Ihre Wirbelsäule schützt.

Das Schwimmen

Das Ergebnis dieser Übung: eine trainierte Rückenmuskulatur und ein müheloses Aufrichten der Wirbelsäule. Durch die rhythmischen Bewegungen der Extremitäten werden zusätzlich Ihre Stabilisatoren gefordert. Bei verspannten Schultern kann die korrekte Ausführung der Originalübung schwierig sein. Testen Sie alle Variationen und steigern Sie sich so bis zum klassischen Schwimmen (siehe Seite 138).

The Correct Leg Movement – Der korrekte Beinschlag

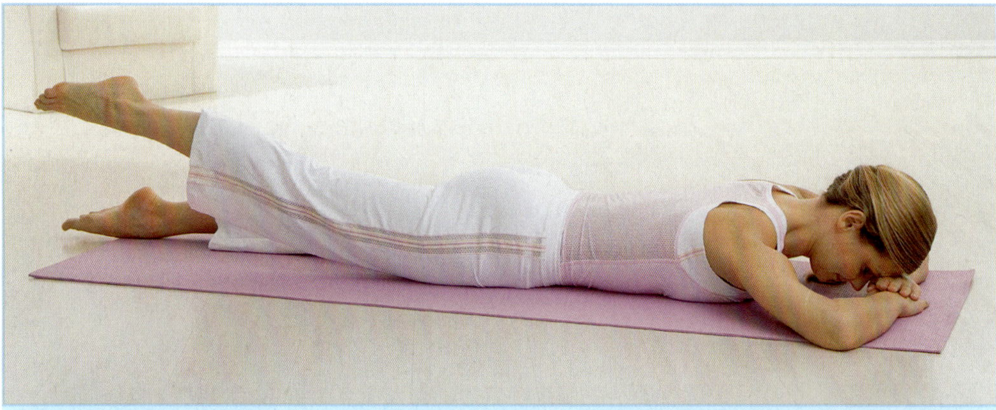

- Legen Sie sich gestreckt auf den Bauch, die Stirn ruht auf den Handrücken, der Nacken ist lang. Schmiegen Sie beide Leisten an die Matte und kontrollieren Sie die Position Ihres Beckendreiecks.
- Atmen Sie zur Vorbereitung ein und höhlen Sie ausatmend den Bauch; dadurch verlängert sich der untere Rücken. Strecken Sie das rechte Bein aus dieser inneren Kraft heraus und heben Sie es an. Legen Sie es einatmend zurück, verlängern Sie ausatmend das linke Bein und heben Sie es an.
- Wiederholen Sie den alternierenden Ablauf drei- bis fünfmal.
- Mit der folgenden Ausatmung heben Sie unter Kontrolle des Körperzentrums beide Beine gleichzeitig etwas nach oben; heben und senken Sie diese rhythmisch in der Luft, wie beim Kraulschwimmen.

Fokus:
Halten Sie den Bauchnabel nach innen und oben gezogen. Trotz der Beinbewegungen bleibt die Wirbelsäule in der axialen Verlängerung, der gesamte Körper liegt ruhig und stabil.

Visualisierung:
Alle Muskeln »umarmen« schützend die Wirbelsäule. Sie schwimmen kraftvoll mit den Beinen, während der untere Rücken lang und entlastet ist.

Die entlastende Armtechnik des Schwimmens

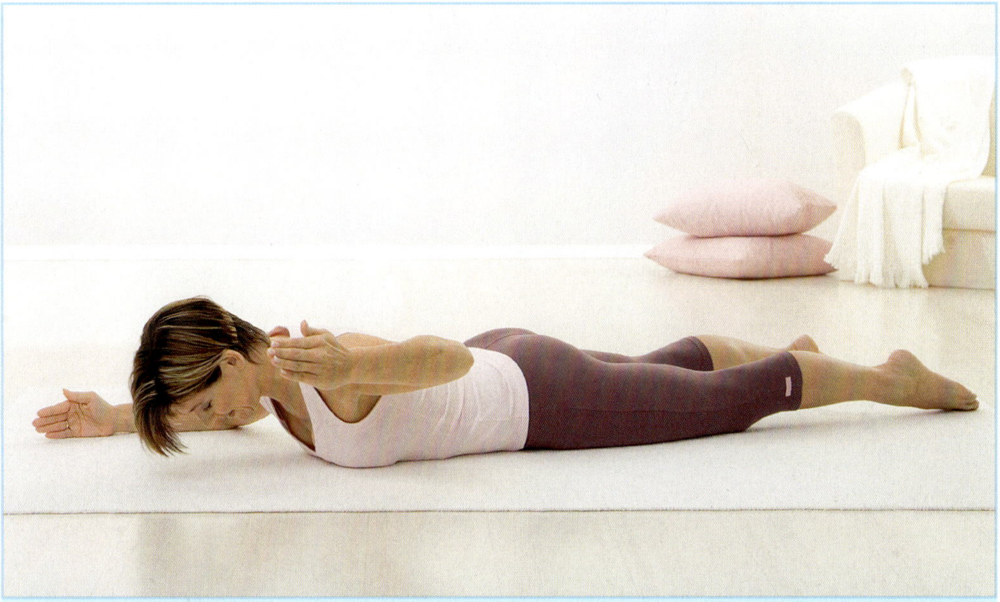

▸ In der gestreckten Bauchlage legen Sie beide Arme rechtwinklig neben den Schultern ab. Aktivieren Sie ausatmend das Powerhouse. Stellen Sie sich vor, Sie würden die Schulterblätter in die hinteren Hosentaschen schieben, und höhlen Sie den Bauch.

▸ Verlängern Sie die Wirbelsäule und heben Sie Brustbein und Stirn gefühlvoll an. Pausieren Sie während der Einatmung. Schieben Sie ausatmend das rechte Schulterblatt zur Wirbelsäule und heben Sie den rechten gebeugten Arm in Höhe der Schulter.

▸ Legen Sie einatmend den rechten Arm zurück auf die Matte und wiederholen Sie im Rhythmus der Atmung den Ablauf mit der linken Seite.

Variation:
Verbinden Sie die Armtechnik mit der Beinbewegung.

Fokus:
Schieben Sie beide Schultern weit weg von den Ohren und verlängern Sie den Nacken. Ihr Blick ist zur Matte gerichtet. Ziehen Sie Ihren Bauchnabel zum Herz und genießen Sie die innere Kraft, welche die Wirbelsäule schützt.

Visualisierung:
Bewegen Sie die Schulterblätter zum Becken hin, so wie ein wunderschöner Zaubervogel seine bunten Flügel zum Schwanz schiebt.

Swimming – Das Original

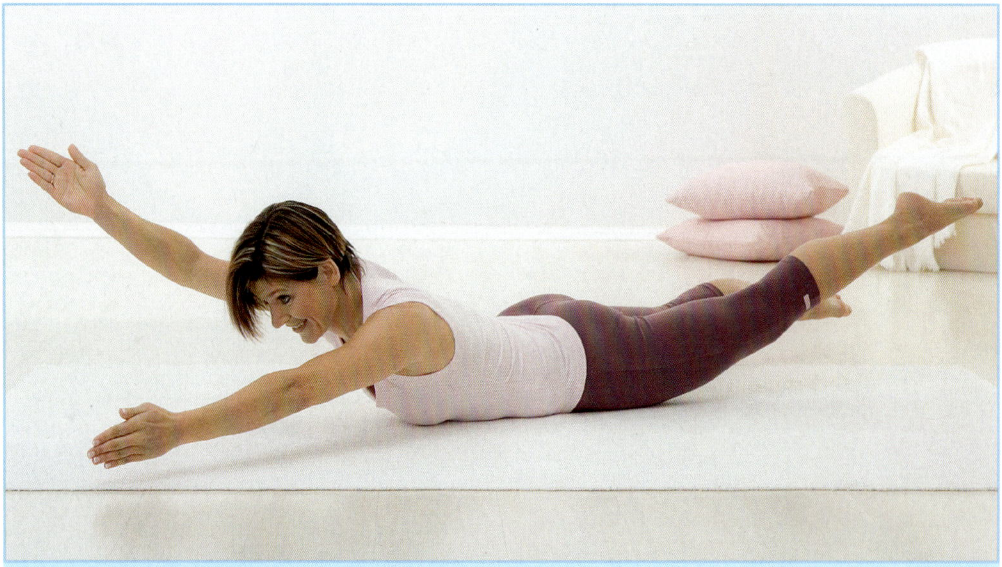

▸ Strecken Sie in der Bauchlage beide Arme neben den Ohren aus; die Beine liegen hüftgelenksbreit auf dem Boden.
▸ Saugen Sie den Bauchnabel ausatmend nach innen und oben, verlängern Sie die Wirbelsäule aus der inneren Kraft heraus und lösen Sie Brustbein und Stirn von der Matte. Strecken Sie das rechte Bein sowie den linken Arm und heben Sie beide an.
▸ Einatmend legen Sie diese wieder ab und wiederholen mit dem nächsten Atemzyklus die Bewegungen mit dem linken Bein und dem rechten Arm.
▸ Mit der folgenden Ausatmung heben Sie unter Kontrolle des Körperzentrums beide Arme und Beine und beginnen zu »schwimmen«.

Fokus:
Trotz der rhythmischen Bewegungen bleibt der Rumpf stabil. Die Beine sind eng nebeneinander. Spüren Sie Länge und Raum, besonders im unteren Rücken und Nacken. Alle Muskeln »umarmen« und schützen Ihre Wirbelsäule.

Visualisierung:
Sie liegen am Strand und fühlen die wärmenden Sonnenstrahlen wohlig entspannend auf den Schultern. Sie schützen Ihren empfindlichen Bauch durch das Einziehen nach innen vor dem heißen Sand.

The Control Front – Das Brett

In der Brettposition übertragen Sie die Kraft des Körperzentrums auf die oberen Extremitäten. Durch die korrekte Stütztechnik verbessert sich das muskuläre Zusammenspiel der Rücken- und Nackenmuskulatur, was langfristig zur Entlastung des Nackens führt.

- Begeben Sie sich in Liegestützposition und setzen Sie die Hände gefächert senkrecht unter den Schultern auf; beide Beine sind gestreckt, die Füße hüftgelenksbreit auseinander.
- Ausatmend schieben Sie die Schulterblätter zum Becken. Stellen Sie die Verbindung zwischen Rippen und Becken her und ziehen Sie den Bauchnabel nach innen und oben.
- Mit der Einatmung verlagern Sie das Gewicht auf die Hände, mit der Ausatmung wieder zurück auf die Füße; schieben Sie die Fersen nach hinten.

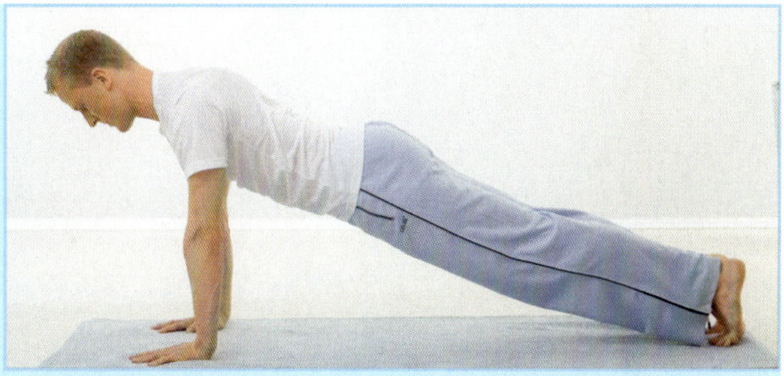

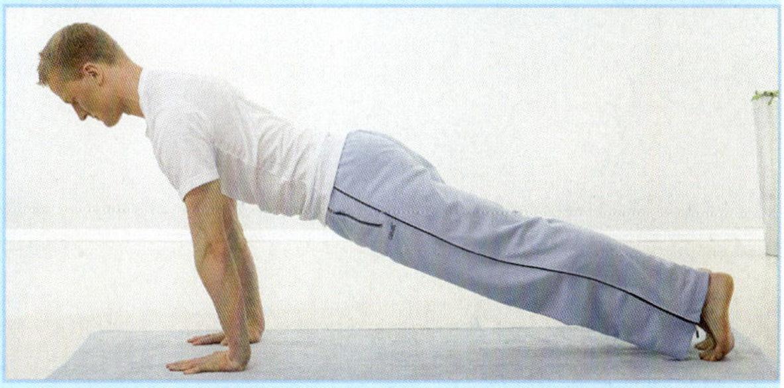

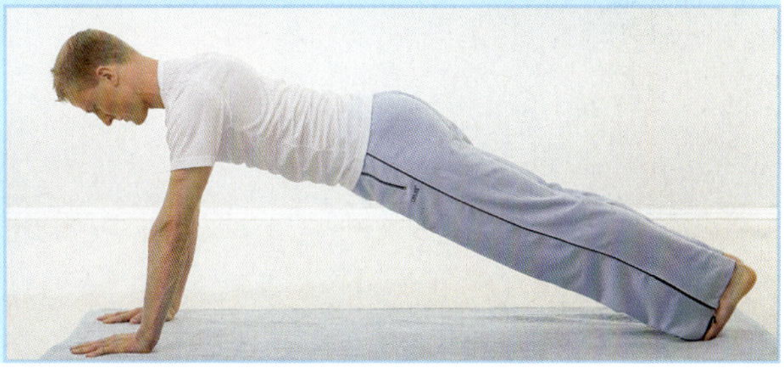

Fokus:
Streben Sie mit dem Schädeldach nach vorn und dehnen Sie sich gleichzeitig über die Fersen nach hinten. Becken und Schultern befinden sich in einer Linie.

Visualisierung:
Ihr Körper ist stark und stabil wie ein Holzbrett, auf dem jemand balancieren kann.

Leg Pull Front – Beinzug

Um aus der Brettposition ein Bein anheben zu können, muss Ihr »Kraftgürtel«, also Ihr Powerhouse, ausgezeichnet trainiert sein.

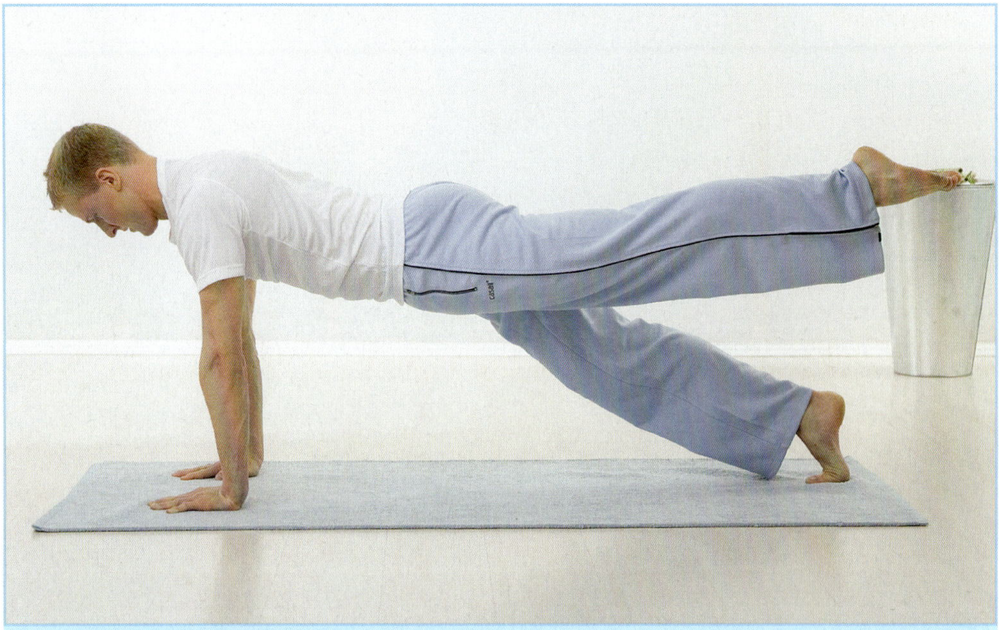

► In der stabilen Brettposition verlängern Sie ausatmend das linke Bein und heben es mit gestrecktem Fuß an. Einatmend stellen Sie die Fußspitze wieder auf.

► Wiederholen Sie die Übung im Rhythmus der Atmung mit dem rechten Bein.

Fokus:
Trotz der fließenden Beinbewegung halten Sie den Körper in einer Linie. Ihr Blick ist zur Matte gerichtet. Um die Handgelenke zu entlasten, fächern Sie die Finger. Nutzen Sie die gesamte Handfläche zum Abstützen und drücken Sie die Fingerspitzen in die Matte.

Visualisierung:
Balancieren Sie einen Zauberstab, der auf dem Hinterkopf, der Brustwirbelsäule und dem Kreuzbein liegt, auf der Rückseite Ihres Körpers.

Side Leg Serie – Seitliche Beinserie

Die quer verlaufenden Bauchmuskeln müssen hierbei die Organe im Lendenwirbelsäulenbereich nach oben schieben und die Wirbelsäule stabil halten. Eine besondere Anforderung ist die Ausrichtung der Beckenkammknochen im Lot übereinander. Wenn Ihnen die Stabilisation in der Seitenlage zu schwer fällt, können Sie den Unterschenkel des unteren Beins nach hinten anbeugen.

Side Leg Serie Up And Down

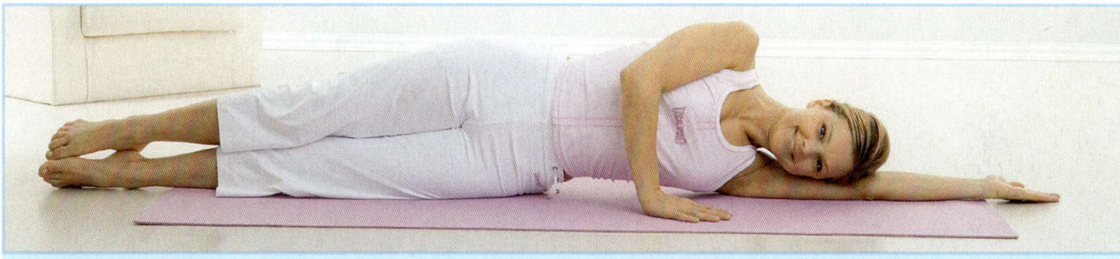

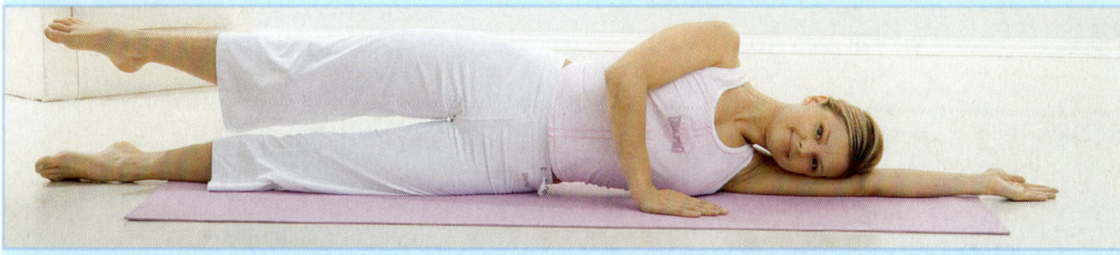

- ▸ Legen Sie sich gerade auf die Seite, die Handinnenfläche des unteren ausgestreckten Arms zeigt nach oben.
- ▸ Legen Sie die Hand des oberen Arms locker vor dem Herz auf. Schieben Sie beide Schulterblätter zum Becken und kontrollieren Sie das senkrechte Beckendreieck, das parallel zur gegenüberliegenden Wand ausgerichtet ist. Damit die Lendenwirbelsäule nicht durchhängt wie eine Hängematte, schieben Sie die untere Taille nach oben.
- ▸ Aktivieren Sie ausatmend das Powerhouse, indem Sie den Bauchnabel nach innen und oben in Richtung Herz ziehen. Heben Sie das obere Bein aus der inneren Kraft heraus an, während der gesamte Körper stabil bleibt. Senken Sie das Bein einatmend wieder.

Fokus:
Spüren Sie die Länge Ihres Körpers, führen Sie das Bein aus dem Körperzentrum. Der Bewegungsradius des Spielbeins ist abhängig von Ihrer Zentrierung. Kontrollieren Sie präzise die Schwingungen der Wirbelsäule und heben Sie das Bein nur so hoch, wie Sie die Wirbelsäule sicher stabilisieren können.

Visualisierung:
Schieben Sie die Taille nach oben und bauen Sie einen Mäusetunnel. Halten Sie diesen während des gesamten Bewegungsablaufs groß und geräumig.

Side Leg Circles

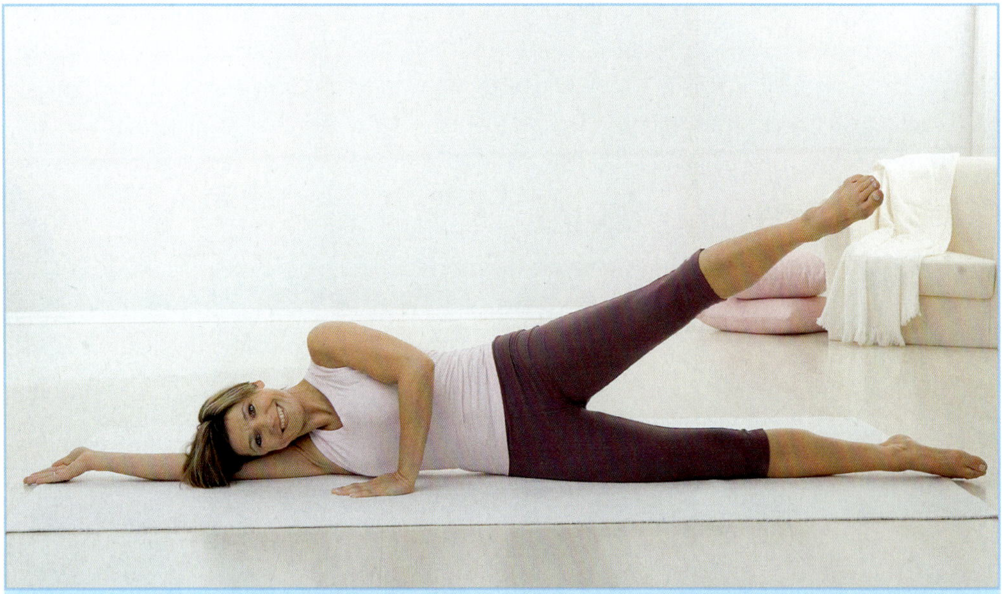

► Heben Sie das obere Bein ausatmend bis in Hüftgelenkshöhe und beschreiben Sie kleine, zügige Kreise.

► Balancieren Sie sich auf der schmalsten Seite Ihres Körpers über Ihre Powerhouse-Kraft aus und verlängern Sie die Distanz vom Scheitel bis zum Steißbein.

Fokus:
Stabilisieren Sie sich auf der schmalsten Seite des Körpers. Heben Sie das Bein nur so weit, dass die untere Taille angehoben ist und die obere lang bleibt. Vergewissern Sie sich, dass beide Leisten gestreckt sind.

Visualisierung:
Lassen Sie mit dem oberen Bein einen Hula-Hoop-Reifen tanzen.

The Bicycle – Das Fahrrad

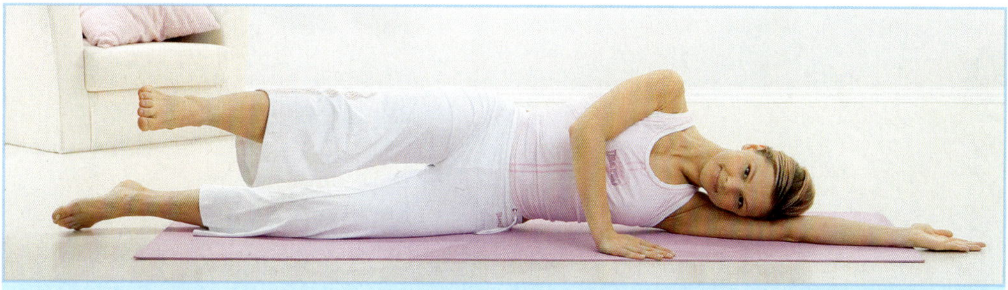

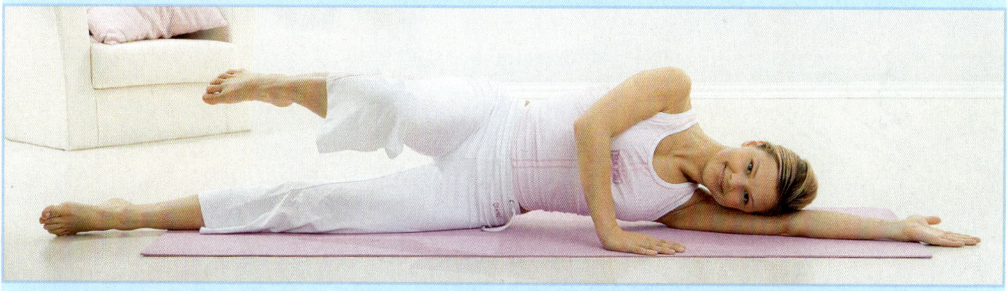

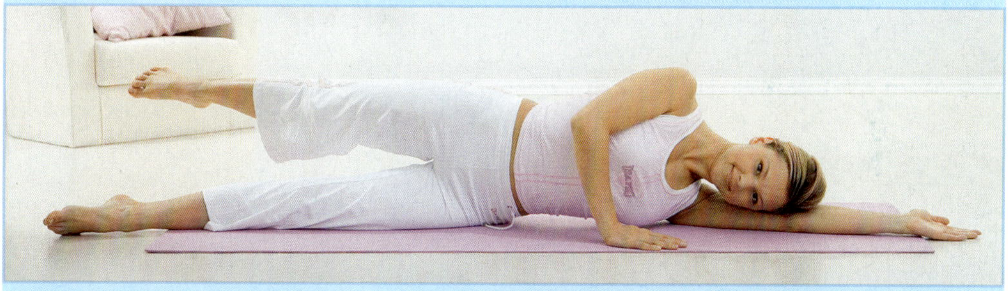

▸ Aus der stabilen, kontrollierten Seitenlage heben Sie das obere Bein bis in Höhe des Hüftgelenks und fahren bei fließender Atmung Rad: Führen Sie das Bein nach vorn, beugen Sie es, treten Sie in die Pedale und führen Sie es gestreckt nach hinten.

Fokus:
Der Kopf liegt entspannt auf dem unteren Arm, beide Schultern sind weit entfernt von den Ohren. Lassen Sie die Taille angehoben, die Wirbelsäule ist verlängert und stabil. Balancieren Sie den gesamten Körper aus.

Visualisierung:
Ihr Körper liegt von den Fingerspitzen der unteren Hand bis zur Fußspitze des unteren Beins in einer Linie. Stellen Sie sich vor, Sie würden in die Länge gezogen werden.

Side Leg Kick – Seitkick

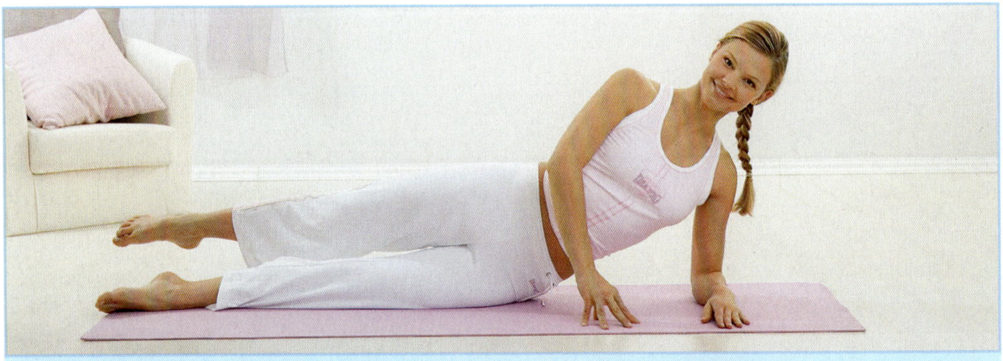

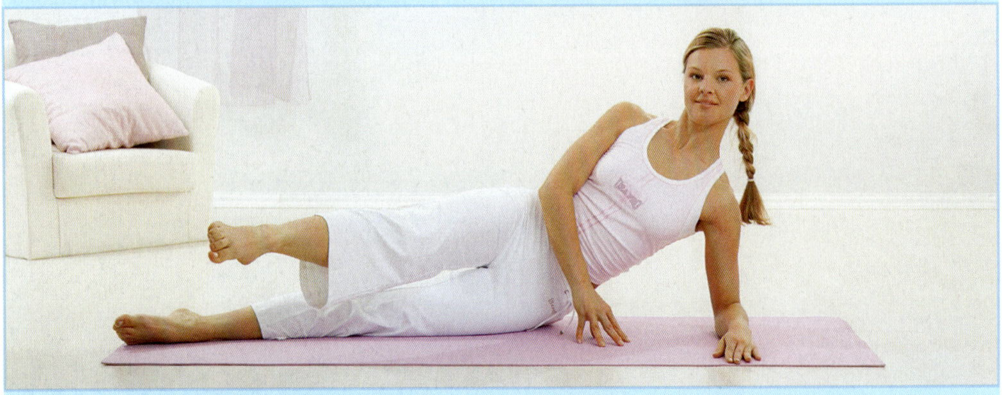

- Stützen Sie sich in der Seitenlage auf dem Ellenbogen auf, der sich senkrecht unter der Schulter befindet; beide Hüften liegen senkrecht übereinander. Verlängern Sie die Wirbelsäule in der neutralen Position, schieben Sie die untere Taille nach oben und beide Schultern nach unten.
- Aktivieren Sie ausatmend das Powerhouse und heben Sie das obere Bein leicht an, bis es eine Parallele zum Boden bildet. Mit der folgenden Einatmung führen Sie das Bein aus dem Hüftgelenk nach vorn.
- Ausatmend strecken Sie die Fußspitze und führen das Bein wieder zurück.

Fokus:
Minimieren Sie die Ausweichbewegungen des Oberkörpers und schieben Sie die Sitzbeinhöcker des Spielbeins zum unteren Mattenrand. Halten Sie die Verbindung zwischen Rippen und Becken, deren Abstand auf beiden Seiten gleich lang ist. Ziehen Sie die Schulterblätter in Richtung Becken.

Visualisierung:
Schieben Sie die Taille so weit nach oben, dass ein Tigertunnel entsteht.

Inner Thigh Pulses – Innenschenkel-Wippe

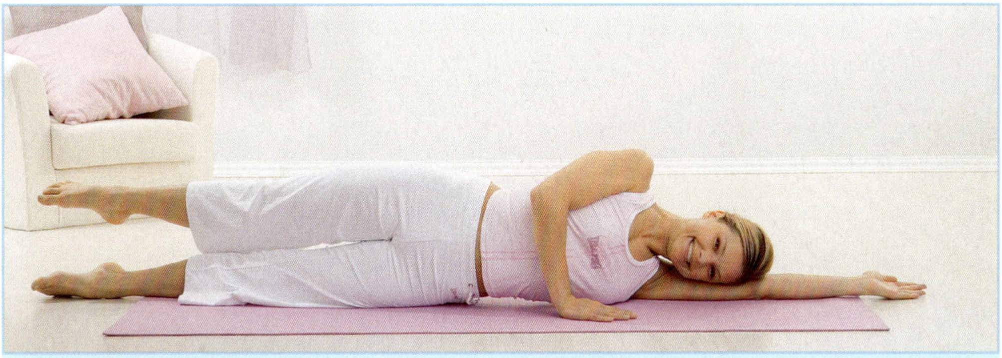

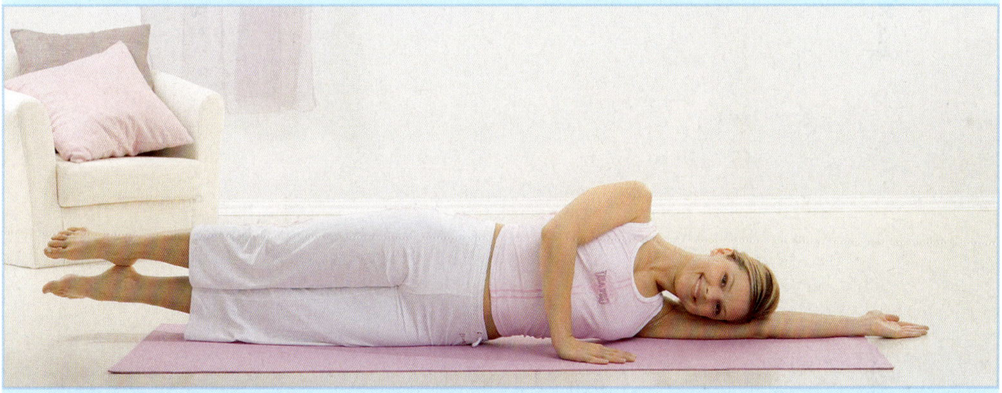

► In der stabilen Seitenlage halten Sie das obere Bein, vom Hüftgelenk ausgedreht, gestreckt in der Luft.

► Atmen Sie zur Vorbereitung ein. Saugen Sie ausatmend den Bauchnabel nach innen und oben, heben Sie das untere Bein an, bis sich beide Fersen berühren.

► Atmen Sie ein und legen Sie das untere Bein wieder ab.

Fokus:
Stabilisieren Sie das neutrale Becken und die verlängerte Wirbelsäule, die Taille bleibt angehoben. Beziehen Sie die Stabilisierung von Rippen und Schulterblättern mit ein.

Visualisierung:
Schieben Sie mit dem unteren Bein einen imaginären schweren Gegenstand nach oben.

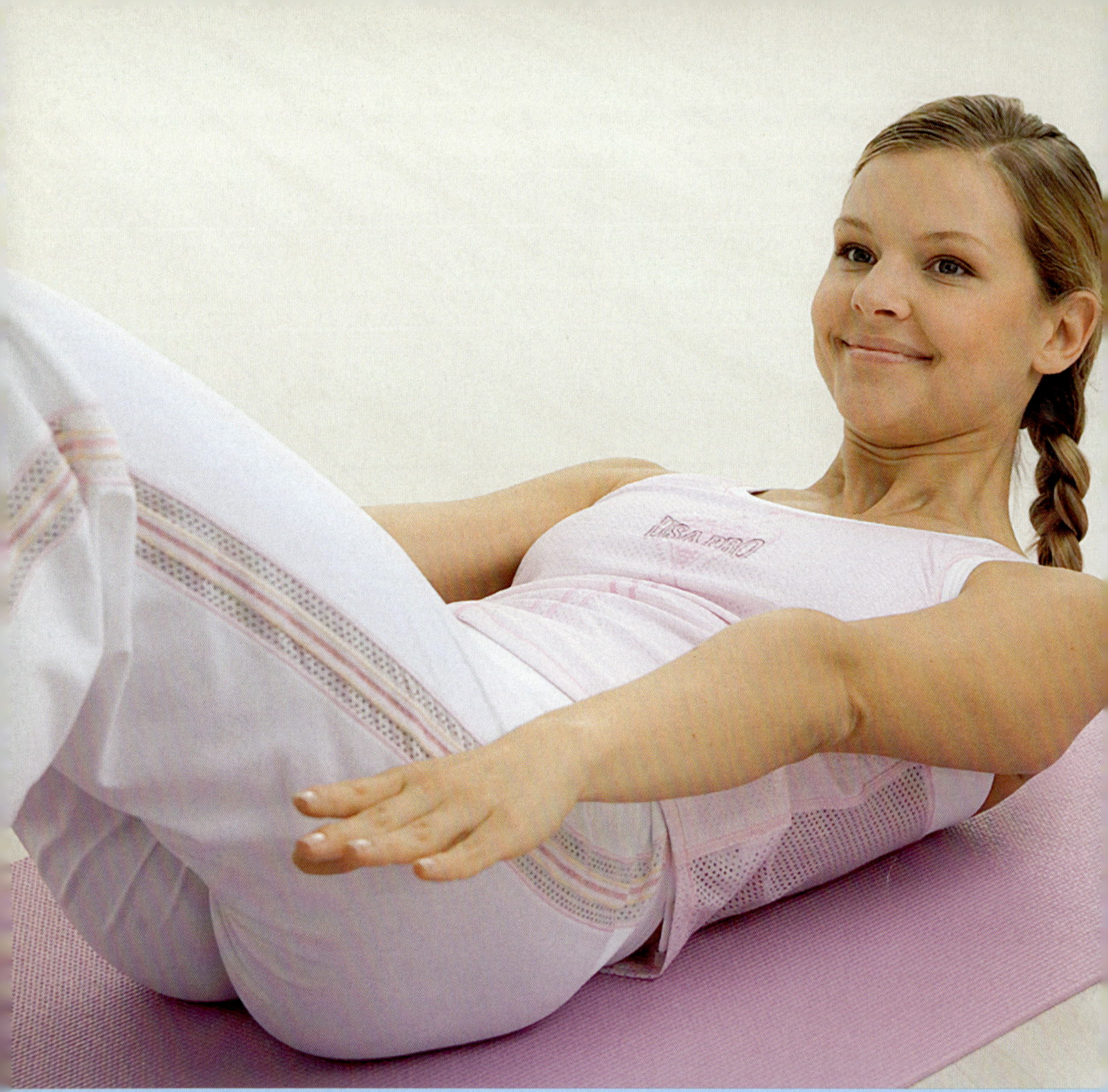

KAPITEL 6

Pilates

Spezielle Übungsflows

Sinnvolle Kombinationen

Sicher haben Sie sich inzwischen alle Übungen im Praxis-Teil (siehe Seite 74) genau angesehen und jede einzeln trainiert. Wenn Sie auch die Details beherrschen, dürfen Sie sich jetzt an die hier beschriebenen Kombinationen heranwagen. Gestalten Sie die Übergänge genauso fließend wie die einzelnen Übungen, stets im Einklang mit Ihrer Atmung. Bewegen Sie sich auf der Welle Ihrer Atmung, getragen von Ihren inneren Kräften.

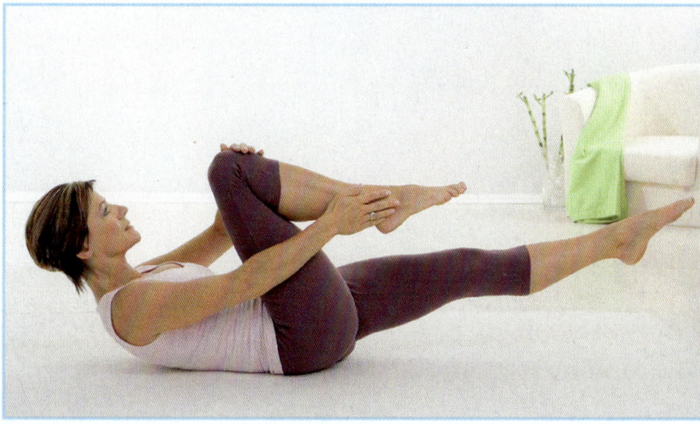

6

Programm für Einsteiger/innen

Mit diesen Übungen verinnerlichen Sie die Grundprinzipien, Sie richten den Körper perfekt aus, entwickeln die innere Kraft und optimieren die Atmung.

- Die ideale Position des Kopfes (Seite 77)
- Shoulder Slides – Schultergleiten (Seite 78))
- Shoulder Steps – Schultergehen (Seite 79)
- Neutrale Beckenposition (Seite 80)
- Seitliche Brustkorbatmung (Seite 81)
- Pilates-Ocean-Atmung und Powerhouse (Seite 85)
- Tiny Steps – Kleine Schrittübungen (Seite 88)
- Windmill Arms – Windmühlenarme (Seite 91)
- Curl Ups mit Handtuch (Seite 95)
- Coccyx Curls – Steißbeinrolle (Seite 97)
- Spine Curls – Rückenwellen (Seite 98)
- Relaxation Position (Seite 76)

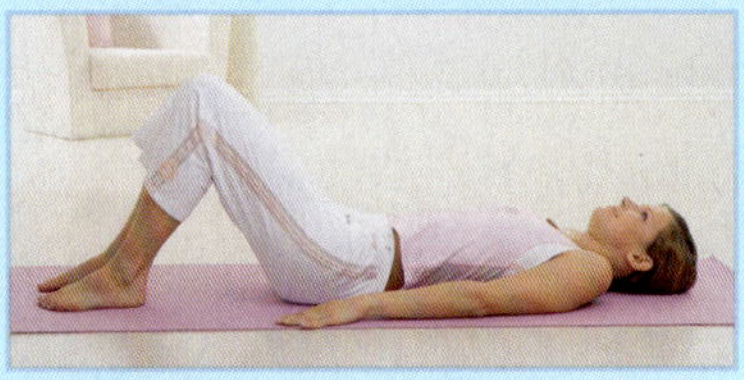

Shoulder Slides - Schultergleiten

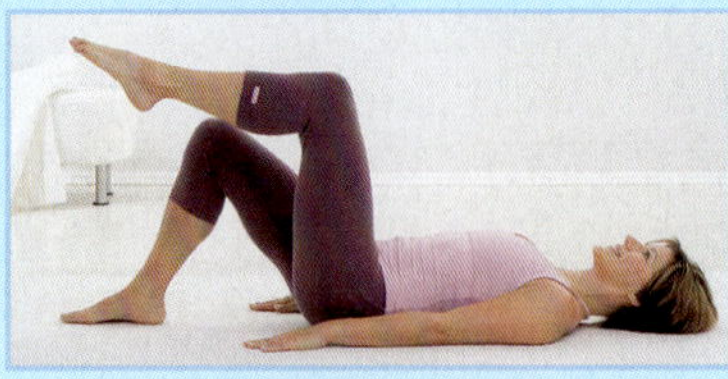

Tiny Steps - Kleine Schrittübungen

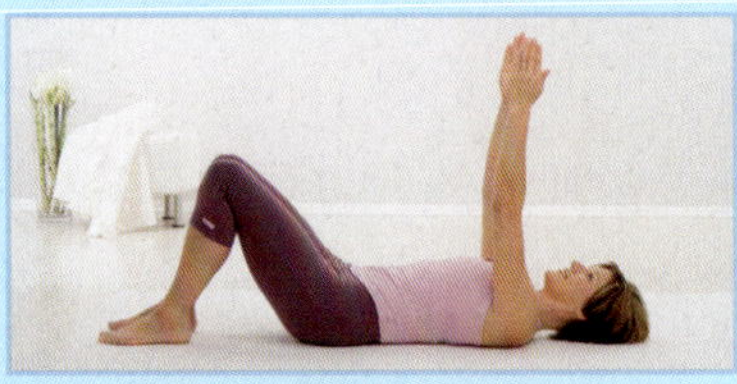

Windmill Arms - Windmühlenarme

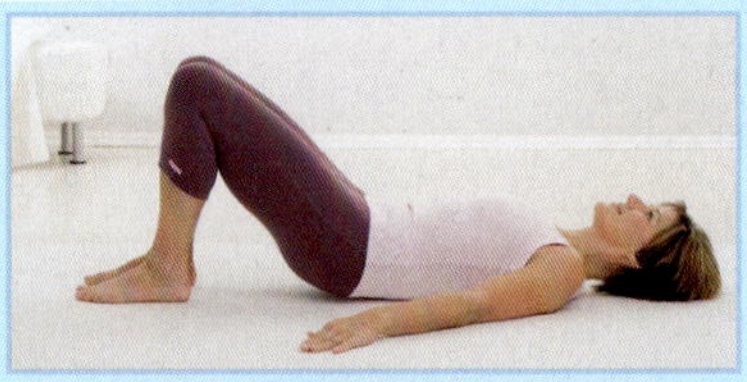

Coccyx Curls - Steißbeinrolle

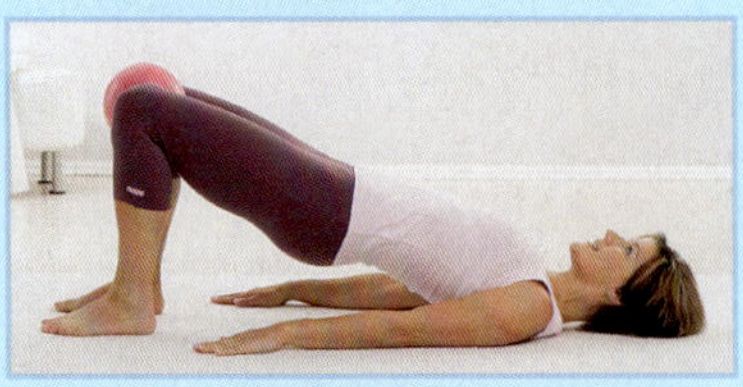

Spine Curls - Rückenwellen

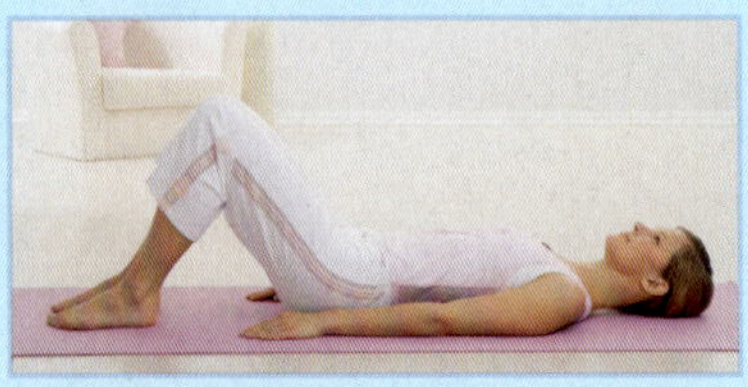

Relaxation Position

Wake-Up-Programm

Mit diesem Pilates-Flow starten Sie aufrecht und zentriert in den Tag. Sie beleben den Rücken durch die Mobilisation und das Aufrichten aus der Bauchlage, Sie sammeln Kraft und Energie im Körperzentrum und steigern Ihre Konzentrationsfähigkeit, indem Sie die Balance halten.

- The Moving Cat – Die bewegliche Katze (Seite 103)
- Cat Balance – Katzenbalance (Seite 105)
- The Dart – Der Pfeil (Seite 106)
- The Swan – Der Schwan (Seite 135)
- Kombination aus Spine Curls und Curl Ups (Seite 99)
- The Hundred im angepassten Level (Seite 108)
- Single Leg Stretch (Seite 113)
- Hip Up – Hüfthebung (Seite 121)
- Roll Up im angepassten Level (Seite 117)
- Balance Point – Balancepunkt (Seite 131)
- The Seal – Die Robbe (Seite 132) und dann zum Stand

  Wiederholen Sie den Ablauf der »Robbe« drei- bis fünfmal und schließen Sie den Flow, indem Sie ausatmend über die Wirbelsäule rollen, beide Füße vor dem Becken aufstellen, das Gewicht auf die Füße verlagern und sich zum Stand aufrichten.

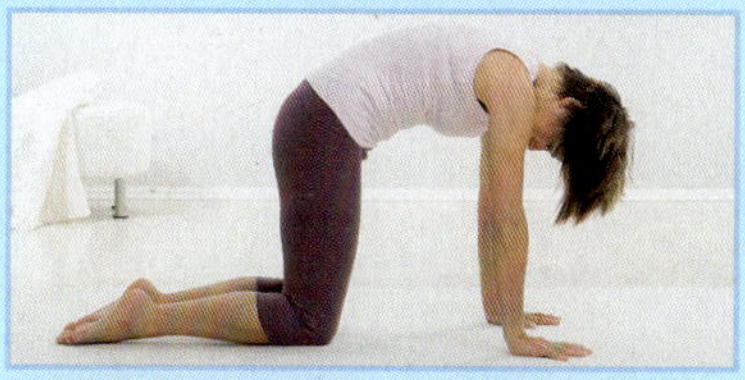

The Moving Cat - Die bewegliche Katze

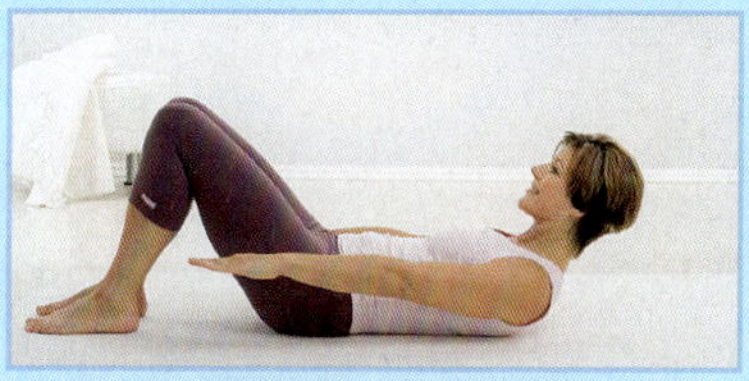

Kombination aus Spine Curls und Curl Ups

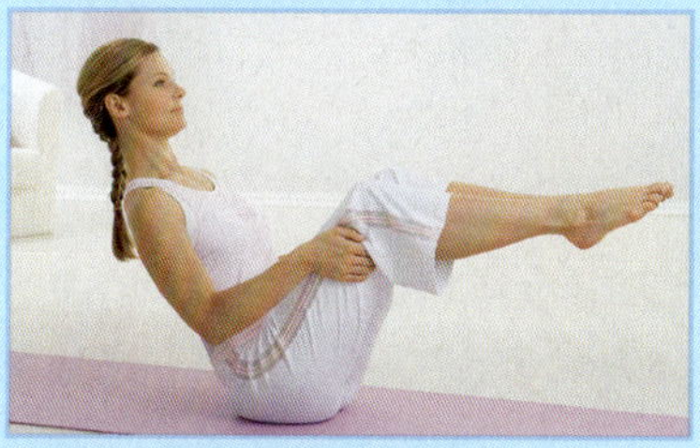

Balance Point - Balancepunkt

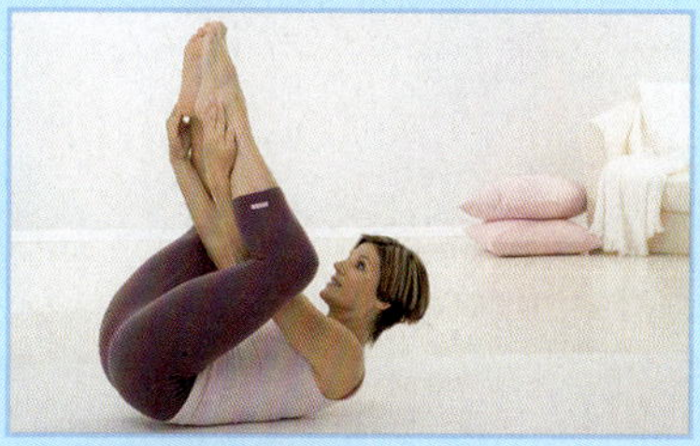

The Seal - Die Robbe

Relax-Programm

Die Anwendung aller Pilates-Prinzipien gleichzeitig stellt hohe Anforderungen an die körperlichen und mentalen Fähigkeiten, aber gerade hier zeigen sich die besonderen Vorzüge des Pilates-Trainings. Absolute Konzentration in Verbindung mit kontrollierter Körperbeherrschung lässt die Außenwelt versinken und die Gedanken zur Ruhe kommen. Die Verknüpfung von Bewegung, Atmung und Bewusstsein bietet einen idealen Weg zu mehr Körpergefühl und Stressabbau. Regelmäßige Pilates-Praxis bringt Ihnen eine verbesserte psycho-mentale Fitness sowie eine höhere körperliche Leistungsfähigkeit und Belastbarkeit.

- Roll Down – Auf-und Abrollen an der Wand (Seite 87)
- Powerhouse-Aktivierung in Bauchlage (Seite 84)
- Neck Rolls – Nackenrollen (Seite 134)
- Tiny Steps – Kleine Schrittübungen (Seite 88)
- Pelvis Balance – Beckenbalance (Seite 89)
- Leg Slides – Beingleiten (Seite 90)
- Single Leg Stretch – Dehnung mit einem Bein (Seite 113)
- Knee Arcs – Kniebögen (Seite 123)
- Coccyx Curls – Steißbeinrolle (Seite 97)
- Spine Curls – Rückenwellen (Seite 98)
- Hip Rolls 1 (Seite 100)
- Knee Spiral – Kniespirale (Seite 127)
- Rest Position – Ruheposition (Seite 107)

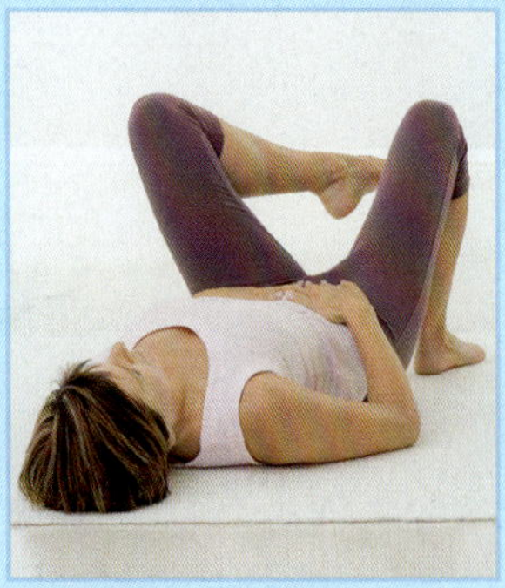
Knee Arcs - Kniebögen

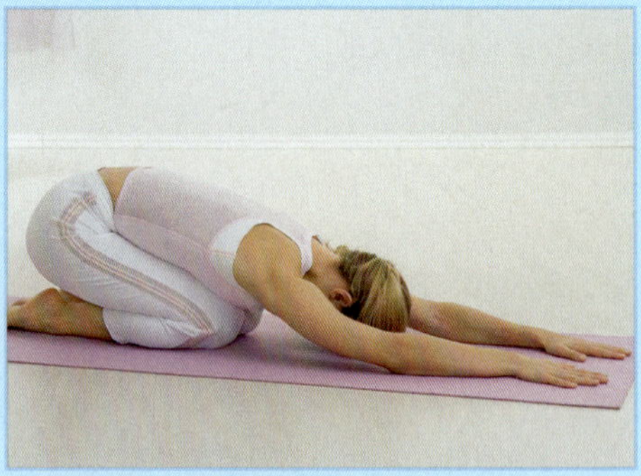
Rest Position - Ruheposition

Programm für Vielsitzer/innen

Unsere Sitzkultur hat nachweislich fatale Folgen für das Muskel- und Skelettsystem, für die Organtätigkeit sowie für die allgemeine Leistungsfähigkeit. Als Dauersitzer/in strapazieren Sie vor allem Ihren inneren Hüftmuskel (M. iliopsoas) und andere mit ihm verbundene Muskelgruppen. Der innere Hüftmuskel, der vom untersten Brustwirbel und den oberen Lendenwirbeln zur Innenseite des Oberschenkels zieht, wird auch als Integrationsmuskel bezeichnet, weil er die Beine mit dem Becken und der Wirbelsäule verbindet.
Neben seiner Hauptaufgabe, der Beugung des Hüftgelenks, ist er an der Außenrotation beteiligt. Er spielt eine Schlüsselrolle für die Haltung und beeinflusst die Atmung, weil einige seiner Fasern mit dem Zwerchfell verbunden sind. Durch die ständige Hüftbeugung beim Sitzen, aber auch durch einseitige sportliche Belastung verliert dieser Muskel seine Elastizität und Kraft. Somit ist sein Potenzial nicht mehr vollständig abrufbar. Verkürzte, verhärtete Muskelstrukturen beeinflussen die Anpassungsfähigkeit, die angemessene Dehnung und Kontraktion des Muskels.

Teufelskreis: Fehlbelastung und Überforderung

Wenn ein Muskel nicht adäquat arbeitet, müssen andere Muskeln für ihn einspringen, worauf diese dann mit Verspannungen reagieren und Schmerzen verursachen. Das Resultat ist ein Teufelskreis aus Fehlbelastung und Überforderung. Kontrollierte Studien konnten bei konsequentem Pilates-Training eine höhere Funktionalität des inneren schrägen Bauchmuskels (M. obliquus internus) und des quer verlaufenden Bauchmuskels (M. transversus abdominis) mit deutlicher Entlastung des Iliopsoas belegen.
Dies bedeutet, die konsequente Kontrolle des Powerhouse harmonisiert den Hypertonus, das heißt die vermehrte Spannung des inneren Hüftmuskels. Dadurch werden Rückenschmerzen deutlich gebessert, die Stabilität des unteren Rückens wird in physiologischer Schwingung harmonisiert. In der Sitz-Beuge-Haltung strapazieren Sie die Bandstrukturen der Wirbelsäule und den Nacken

Die Übungs-Kombinationen auf der nächsten Seite helfen Ihnen vor allem, wenn Sie täglich lange sitzen müssen. Damit bieten Sie Rückenbeschwerden Paroli und verbessern Ihre Haltung.

sehr, vor allem dann, wenn Sie täglich in Beruf und/oder Freizeit viele Stunden sitzen. Durch die axiale Verlängerung und die segmentalen Bewegungen entlasten Sie Ihren gestressten Rücken spürbar und verändern Ihre Sitzhaltung.

- Sliding Down The Wall – Gleiten an der Wand (Seite 86)
- Powerhouse-Aktivierung im Sitzen (Seite 82)
- Spine-Twist – Drehung der Wirbelsäule (Seite 133)
- Neck Rolls – Nackenrollen (Seite 134)
- Swimming – Das Original (Seite 138)
- Leg Pull Front – Beinzug (Seite 140)
- Side Leg Serie Up And Down (Seite 141)
- Side Leg Kick – Seitkick (Seite 144)
- Single Leg Circles – Beinkreise (Seite 123)
- Kombination aus Leg Slides und Windmill Arms (Seite 92)
- Single Leg Stretch – Dehnung mit einem Bein (Seite 113)
- Roll Up – Aufrollen (Seite 117)

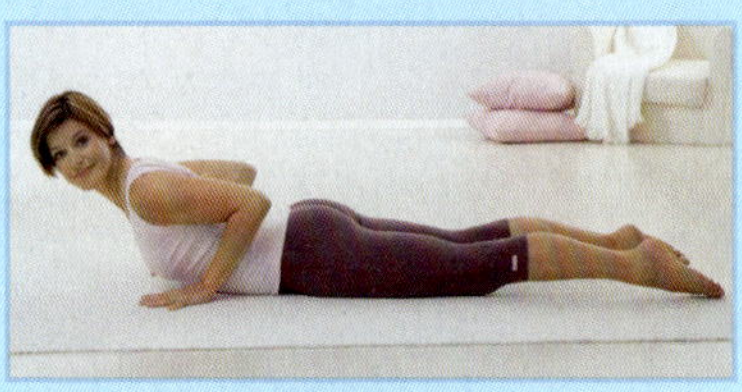

Neck Rolls - Nackenrollen

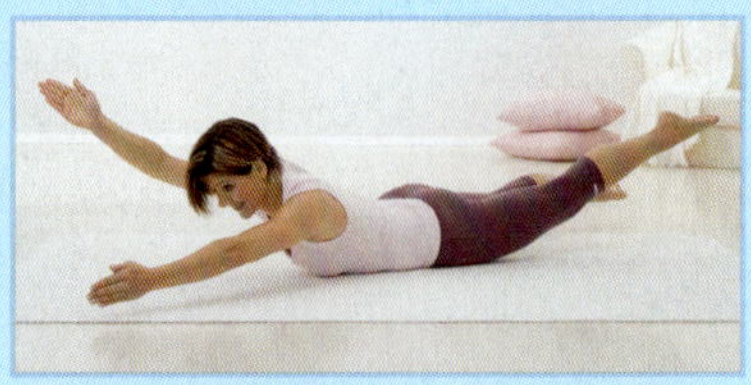

Swimming - Schwimmen

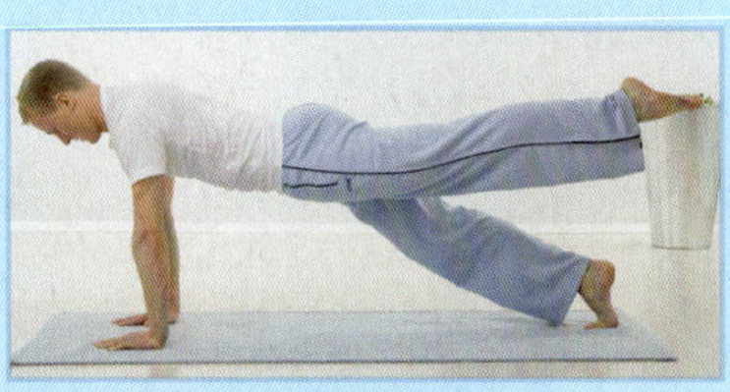

Leg Pull Front - Beinzug

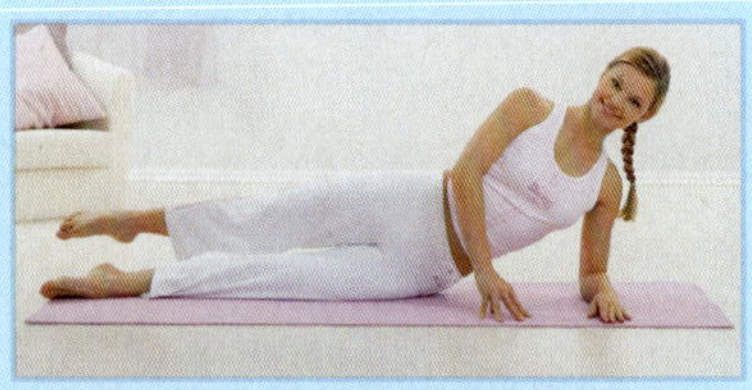

Side Leg Kick - Seitkick

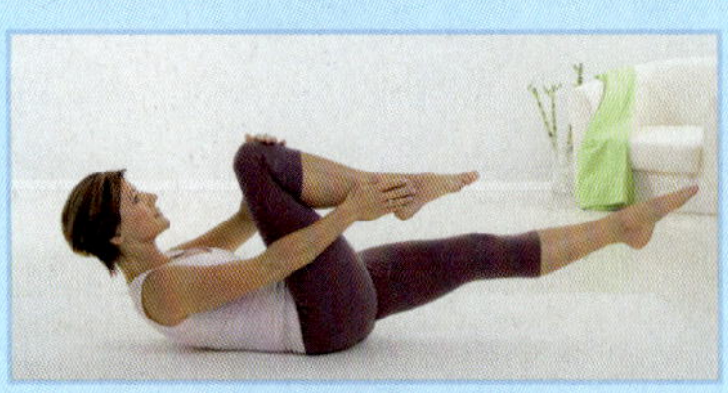

Single Leg Stretch - Dehnung mit einem Bein

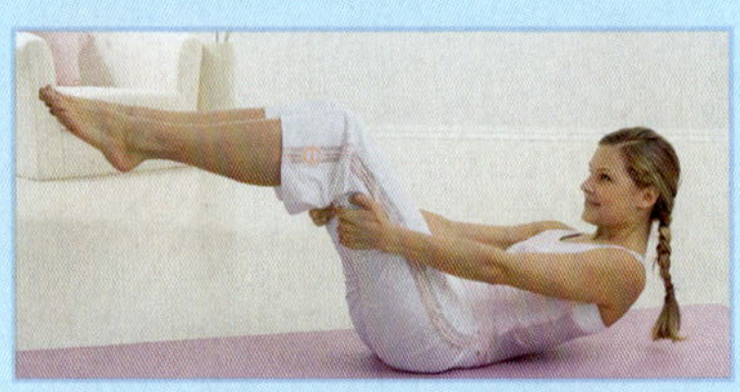

Roll Up - Aufrollen

Programm für Vielsteher/innen

Mit Hilfe der axialen Verlängerung werden Sie die korrekte Stehhaltung verinnerlichen. Durch die gezielte Kräftigung und Reaktivierung der lokalen Stabilisatoren wird die Wirbelsäule geschützt, der Stress im unteren Rücken lässt nach. Die Verknüpfung von Bewegung, Atmung und Bewusstsein im Pilates-Training ist der ideale Weg zur Optimierung des Körpergefühls und zur exakten Körperwahrnehmung, die dann die Lösung zur Veränderung von jahrelang gepflegten, belastenden Gewohnheitshaltungen eröffnet. Das Stehen wird für Sie nun nicht mehr so anstrengend sein.

- The Moving Cat – Die bewegliche Katze (Seite 103)
- The Powerful Cat – Die kraftvolle Katze (Seite 104)
- Rolling like a Ball – Rollen wie ein Ball (Seite 130)
- Coccyx Curls – Steißbeinrolle (Seite 97)
- Spine Curls – Rückenwellen (Seite 98)
- Kombination aus Spine Curls und Curl Ups (Seite 99)
- Hip Up – Hüfthebung (Seite 121)
- Corkscrew – Korkenzieher (Seite 128)
- The Scissors – Die Schere (Seite 115)
- The Hundred im angepassten Level (Seite 108)
- Balance Point – Balancepunkt (Seite 131)
- Spine Twist – Drehung der Wirbelsäule (Seite 133)

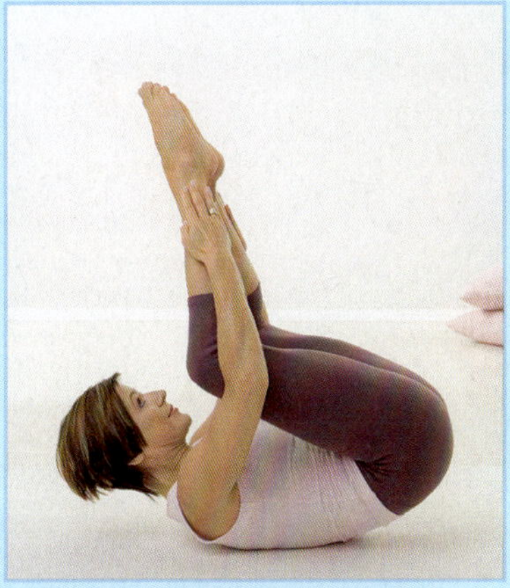

Rolling like a Ball - Rollen wie ein Ball

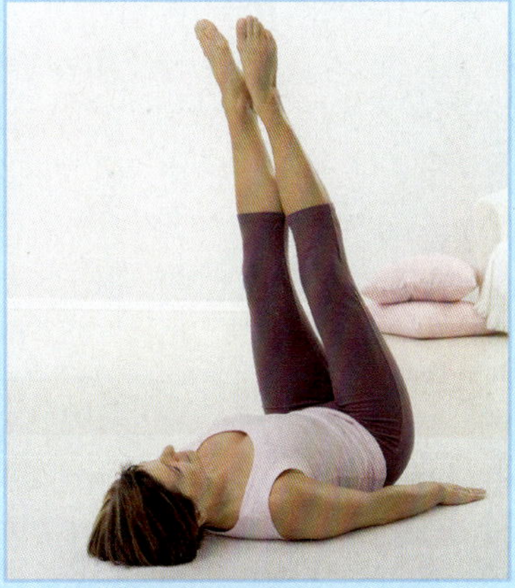

Corkscrew - Korkenzieher

Langes Stehen strapaziert ebenso wie langes Sitzen Ihren Rücken; die Muskeln, die für aufrechtes Stehen und Gehen verantwortlich sind, werden zu viel beansprucht.

Längeres Stehen an einem Ort, vielleicht durch einen Beruf, der Sie zwingt, viele Stunden am Tag auf den Beinen zu sein, kann bestimmte Körperstrukturen genauso wie zu langes Sitzen überbeanspruchen. Ermüdet die stützende, aufrichtende Muskulatur, dann sinkt der Oberkörper zusammen, und die Lendenwirbelsäule wird gestaucht.

Prof. Dr. Vladimir Janda, ein renommierter tschechischer Rehabilitationsspezialist, konnte nachweisen, dass eine Haltungskonstanz in einer belastenden Körperhaltung über längere Zeit die stützende Muskulatur schwächt und dass die oberflächliche Bewegungsmuskulatur, welche die Haltearbeit stattdessen übernimmt, innerhalb von kurzer Zeit überlastet ist.

Programm für Fitnesssportler/innen

Die Pilates-Methode ist eine ideale Ergänzung zum Fitness-, Kraft- und Ausdauertraining, denn sie entwickelt und beansprucht andere ungewohnte Ressourcen des Körpers und erweitert dadurch das Leistungsspektrum. Die am Zentrum orientierten Ganzkörperübungen schließen einseitige Muskeltätigkeit völlig aus; die Muskelgruppen werden stets ganzheitlich angesprochen, nämlich in ihrem Wechselspiel von agonistisch und antagonistisch tätigen Muskeln. So können einseitige Belastungen und Trainingsreize, die den meisten Ausdauersportarten zu Grunde liegen, ausgeglichen und neuromuskuläre Dysbalancen aufgehoben werden. Das auf der rechten Seite vorgestellte Programm für Fitnesssportler/innen mobilisiert gezielt die Muskelketten und Muskelschlingen, es schult auch die korrekten Bewegungsabläufe.

Die Pilates-Methode trainiert besonders die tiefe innere und knochennahe Muskulatur, die für eine genaue, fein abgestimmte Führung der Gelenke sowie für eine korrekte Körperhaltung, eine große Bewegungseffizienz und die Verletzungsprophylaxe (Vorbeugung) von entscheidender Bedeutung ist. Gleichzeitig harmonisieren die fließenden Bewegungen des Pilates-Trainings den Muskeltonus und verbessern die Beweglichkeit. Grundsätzlich ausgleichend zu den klassischen Fitness-Herausforderungen ist hier das Training in die Länge. Die Wirbelsäule wird daher stets im größtmöglichen Bogen bewegt, dabei wird jegliche Muskel- und Gelenkkompression gezielt vermieden.

- Roll Down – Auf- und Abrollen an der Wand (Seite 87)
- Leg Pull Front – Beinzug (Seite 140)
- Swimming – Das Original (Seite 138)
- The Swan – Der Schwan (Seite 135)
- The Hundred – Das Original (Seite 112)
- Single Leg Stretch – Dehnung mit einem Bein (Seite 113)
- Double Leg Stretch – Dehnung mit beiden Beinen (Seite 114)
- Roll Up – Aufrollen (Seite 117)
- Hip up – Hüfthebung (Seite 121)
- Shoulder Bridge – Schulterbrücke (Seite 129)
- Single Leg Circles – Beinkreise (Seite 123)
- The Scissors – Die Schere (Seite 115)
- The Bicycle – Das Fahrrad (Seite 143)

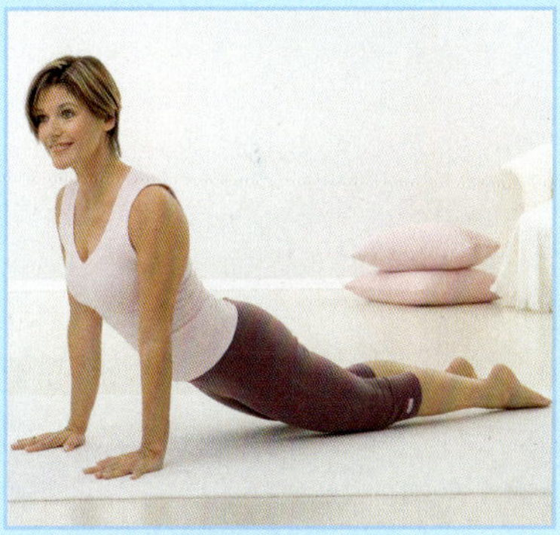

The Swan - Der Schwan

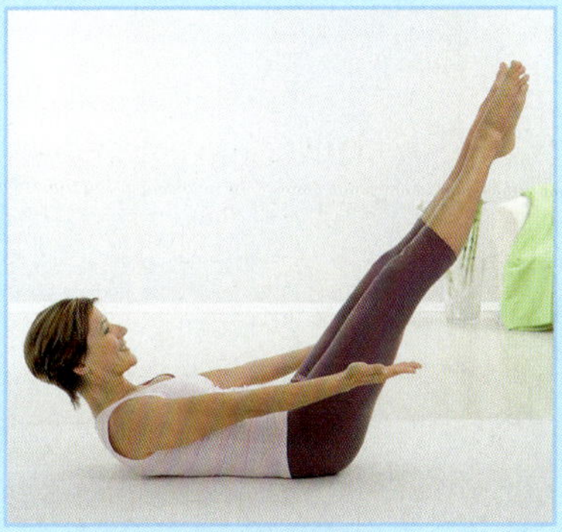

The Hundred - Das Original

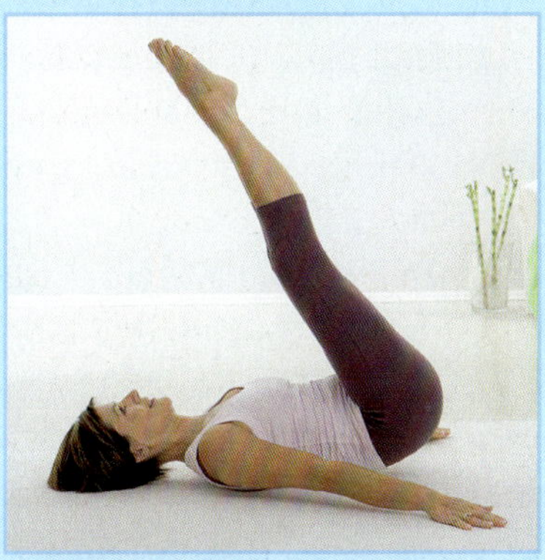

Hip up - Hüfthebung

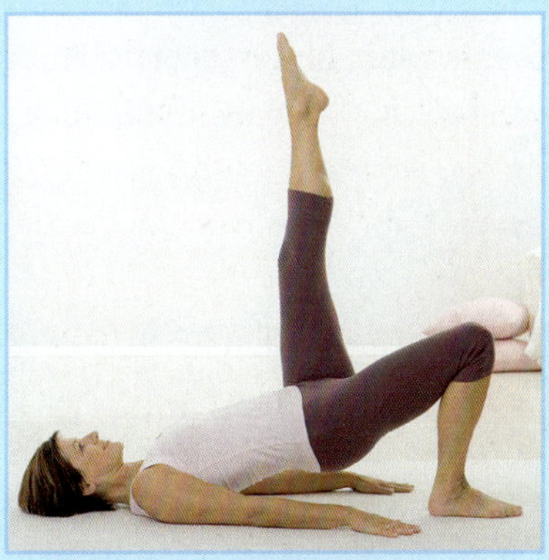

Shoulder Bridge - Schulterbrücke

Pilates – die Geburt einer Bewegung

Joseph Hubertus Pilates wurde 1880 in Mönchengladbach geboren. Er emigrierte 1926, mit 46 Jahren, in die USA, wo er 1967 in New York starb. Dort hatte er kurz nach seiner Ankunft zusammen mit seiner Frau Clara, die er auf der Überfahrt von Deutschland kennen gelernt hatte, sein erstes »Health Studio« eröffnet, welches das Vorbild für spätere amerikanische und europäische Ableger sein sollte. Zu Beginn waren es vor allem Persönlichkeiten aus dem Show-Business wie Martha Graham, Katherine Hepburn und Gregory Peck, die das Pilates-Trainingssystem nutzten und für seine allmählich wachsende Popularität sorgten.

Pilates soll als Kind relativ schwach und kränklich gewesen sein, er war von Asthma und Rachitis geplagt. Das damals im Deutschen Kaiserreich vorherrschende Bewegungsangebot aus Zweckgymnastik, Schulturnen und Vereinssport verschaffte ihm keine Linderung. Deshalb suchte er selbst nach einer Lösung seiner gesundheitlichen Probleme. Nicht nur in dieser Hinsicht ähnelte er seinem seelenverwandten Zeitgenossen Moshé Feldenkrais. Auch dieser sah sich nämlich mit einem nach gängiger Meinung unlösbaren gesundheitlichen Problem konfrontiert, für das er schließlich eine eigene (Bewegungs-)Lösung entwarf.

Joseph Pilates beschäftigte sich viel mit Bewegung und Sport. Er posierte bereits als Jugendlicher für anatomische Zeichnungen. Im Jahr 1912 ging er nach England, wo er als Boxer und Zirkusartist arbeitete. Mit Ausbruch des ersten Weltkriegs 1914 wurde er als deutscher Staatsangehöriger in der Nähe von Lancaster interniert. Er soll dort seine Kollegen schnell für sein Trainingssystem begeistert haben; dessen gesundheitlicher Nutzen schien evident geworden zu sein, als eine zu jener Zeit grassierende Grippewelle keinen einzigen Insassen des Camps traf.

Pilates Vorstellungen von Bewegung und Gesundheit fanden ihren schriftlichen Niederschlag 1934 in dem Buch Your Health (»Ihre Gesundheit«), das nach seiner Auskunft den gesamten Bereich der körperlichen Erziehung revolutionieren sollte. Der Weg dorthin sollte mit Hilfe eines »korrigierenden Übungssystems« beschritten werden. Joseph Pilates meinte, man müsse die passenden Übungen durchführen, um zu mehr Zufriedenheit und Glück zu gelangen. Das war damals durchaus revolutionär, da das Bild des Verhältnisses von Körper und Geist/Seele von deren Trennung geprägt war und Glück primär als geistige Domäne verstanden wurde.

Der Gymnastik-Lehrer Pilates hingegen argumentierte für eine ausgeglichene Balance von Body und Mind, die er sogar bezifferte: Hundertprozentige Balance sei nur erreicht, wenn beide Teile gleichmäßig gut entwickelt seien. Ansonsten müsse von einer fünfzigprozentigen Balance zum Körper oder zum Geist gesprochen werden. Allerdings fehlt die Präzisierung dessen, was er sich unter einer guten Entwicklung tatsächlich vorstellte. Auf den ersten Blick scheint es, als sei Pilates mit diesen Gedanken seiner Zeit weit voraus gewesen (Ungaro 2002, 8).

Der Autodidakt war allerdings auch ein Produkt seiner Zeit, denn »die Technik in ihren Auswüchsen wurde als lebensbedrohend empfunden und um des lebendigen Leibes willen kritisch bekämpft. Aus dieser zivilisationskritischen Haltung entstanden zuerst in Amerika, dann aber vor allem in Deutschland die moderne Gymnastik und der moderne Tanz.« (Günther, 1980, 569). Die Entstehung tänzerischer und gymnastischer Systeme mit ihrer Betonung des Körperlichen wie bei Pilates kann als Reaktion auf die Auffassung, der Geist herrsche über den Körper, gedeutet werden.

Aus heutiger Sicht klingt Pilates Original-Lehre bisweilen mechanistisch und sogar zum Teil befremdlich. Er sah die Lebensweisen seiner Mitmenschen als Ursache nicht nur für Krankheitsbilder, sondern sogar für amoralisches Verhalten: »Der Zweck dieses Büchleins ist es, die Gründe für die gegenwärtigen ungesunden und amoralischen Zustände in einfacher Form darzustellen [...]« (Pilates, 1934, 2; eig. Übers.) Er hielt Selbstbefriedigung bei Kindern und Jugendlichen für »den Fluch der Menschheit« und hatte teilweise rassistische Ansichten mit dem Ziel, einen perfekten Menschen zu erschaffen.

Literatur

Bass, M., Robinson, L., Thomson, G.:
The Complete Classic Pilates Method,
Macmillan, London 2004

Bloss, H.: *Topfit durch Bewegung: Das Balanced-Fitness-Konzept,*
Ehrenwirt Verlag, München 1994, 2. Auflage

Bloss, H., Bloss, Chr., Mahler, I.:
Home Fitness - Die besten Workouts mit Heimtrainer, Hanteln und Co. - Power-Kombinationen aus Kraft- und Ausdauertraining,
Knaur, München 2003

Diem, L.:
Die Gymnastik-Bewegung. Ein Beitrag zur Entwicklung des Frauensports,
Academia Verlag, St. Augustin 1991

Günther, H.:
Gymnastik- und Tanzbewegungen vom Ende des 19. Jahrhunderts bis zum Ersten Weltkrieg,
in H. Ueberhorst (Hrsg.), Geschichte der Leibesübungen (S. 569 - 594),
Bartels und Wernitz, Berlin 1980

Hollmann, W., Hettinger, Th.:
Sportmedizin. Grundlagen für Arbeit, Training und Präventivmedizin,
Schattauer, New York/Stuttgart 2004, 4. Auflage

Janalik, H., Treutlein, G.:
Gesundheit durch Bewegung und Sport?
In M. L. Schwerdel, V. Strittmatter, W. Wölfing (Red.), Gesunde Lebensführung. Gesundheitserziehung (S. 61 - 88).
Pädagogische Hochschule - Institut für Weiterbildung, Heidelberg 1989

Menezes, A.:
The Complete Guide to Joseph H. Pilates' Techniques of Physical Conditioning: With Special Help for Back Pain and Sports Training,
Alameda, Hunter House, CA (USA) 2004, 2. Auflage

Pilates, J. H.:
Your Health. A Corrective System of Exercising that Revolutionizes the Entire Field of Physcial Education,
Incline Village, NV (USA) 1998, Presentation Dynamics (Original veröffentlicht 1934).

Siler, Brooke:
The Ultimate At-Home Guide to Strengthening, Lengthening, and Toning Your Body - Without Machines,
Broadway Books, New York 2000

Schimmel, J., Treutlein, G.:
Körpererfahrung, Bewegung, Spiel, Sport und Gesundheit - Gesundheit bewahren und fördern, Gesunde belehren und sensibilisieren,
in G. Treutlein, J. Funke, N. Sperle (Hrsg.), Körpererfahrung im Sport: wahrnehmen - lernen - Gesundheit fördern (S. 29 - 57),
Meyer & Meyer, Aachen 1992

Ungaro, A.:
Pilates. Die Trainingsmethode für mehr Balance und Beweglichkeit,
Dorling Kindersley, London 2002

Zintl, F., Eisenhut, A.:
Ausdauertraining. Grundlagen - Methoden - Trainingssteuerung,
BLV, München 2001

Literatur zum Thema Ernährung:

Hamm, M.:
Knaurs Handbuch Ernährung,
Knaur, München 2003

Hamm, M.:
Die GX-Diät,
Knaur, München 2006

Register

Wichtiger Hinweis

Die im Buch veröffentlichten Ratschläge wurden mit größter Sorgfalt von Verfassern und Verlag erarbeitet und geprüft. Eine Garantie kann jedoch nicht übernommen werden. Ebenso ist eine Haftung der Verfasser bzw. des Verlages und seiner Beauftragten für Personen-, Sach- oder Vermögensschäden ausgeschlossen.

Bibliografische Information Der Deutschen Bibliothek
Die Deutsche Bibliothek verzeichnet diese Publikation in der Deutschen Nationalbibliografie; detaillierte bibliografische Daten sind im Internet über http://dnb.ddb.de abrufbar.

Bildnachweis:
Fotoproduktion: Silvia Lammertz, München

Ein Dankeschön an Burckhardt PR Agentur für Sportkommunikation (USA PRO, Fitness- und Lifestyletextilien von Frauen für Frauen) und Dancin'Balett und Mode Vertriebsgesellschaft m.b.H. (casall) für die kostenlose Bereitstellung der Sportkleidung. Wir bedanken uns bei IKEA, Eching für die kostenlose Bereitstellung der Requisiten unserer Fotoproduktion.

Projektleitung: Franz Leipold
Redaktion: Birgit Kaltenthaler, München
Herstellung: Veronika Preisler
Umschlag- und Layoutkonzeption: Dorothee Griesbeck, München
Satz und DTP: Gaby Herbrecht
Reproduktion: Repro Ludwig, Zell am See
Druck und Bindung: Offizin Andersen Nexö, Leipzig

Printed in Germany

ISBN-13: 978-3-426-64329-7
ISBN-10: 3-426-64329-4

5 4 3 2